LES APHORISMES DE MESMER

SUIVI DE MÉMOIRE SUR LA DÉCOUVERTE DU MAGNÉTISME ANIMAL

JOHANNÈS TRISMÉGISTE

À partir des paroles et des écrits de
FRANZ-ANTON MESMER

ALICIA ÉDITIONS

TABLE DES MATIÈRES

LES APHORISMES DE MESMER

AU LECTEUR	3
1. LES PRINCIPES	5
2. DE LA COHÉSION	13
3. DE L'ÉLASTICITÉ	15
4. DE LA GRAVITÉ	17
5. DU FEU	19
6. DU FLUX ET DU REFLUX	21
7. DE L'ÉLECTRICITÉ	23
8. DE L'HOMME	24
9. DES SENSATIONS	28
10. DE L'INSTINCT	31
11. DE LA MALADIE	34
12. DE L'ÉDUCATION	37
13. THÉORIE DES PROCÉDÉS	39
14. OBSERVATIONS SUR LES MALADIES NERVEUSES ET SUR L'EXTENSION DES SENS ET DES PROPRIÉTÉS DU CORPS HUMAIN	42
15. PROCÉDÉS DU MAGNÉTISME ANIMAL	50
16. NOTIONS GÉNÉRALES SUR LE TRAITEMENT MAGNÉTIQUE	58
17. DES CRISES	63

MÉMOIRE SUR LA DÉCOUVERTE DU MAGNÉTISME ANIMAL

MÉMOIRE SUR LA DÉCOUVERTE DU MAGNÉTISME ANIMAL	67

LES APHORISMES DE MESMER

REVUS ET CORRIGÉS PAR JOHANNÈS TRISMÉGISTE

Aphorismes dictés à l'assemblée de ses élèves dans lesquels on trouve ses principes, sa théorie et les moyens de magnétiser, le tout formant un corps de doctrine développé en trois cent quarante-quatre paragraphes, pour faciliter l'application des commentaires au magnétisme animal.

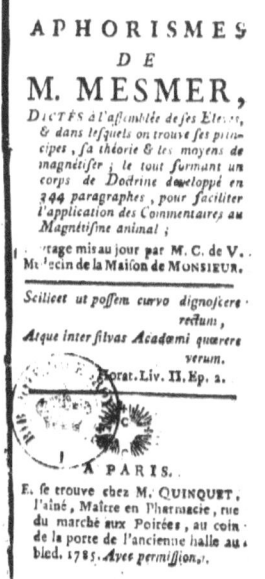

AU LECTEUR

On sait, ainsi que l'indique le titre, que ces aphorismes n'ont pas été mis au jour directement par Mesmer, qui les débitait verbalement à son auditoire. Ce fut l'un de ses élèves, M. Caullet de Veaumorel, médecin de la maison de MONSIEUR (le comte d'Artois, depuis Charles X), qui les publia pour la première fois en 1785 ; aucune autre version que la sienne n'a paru depuis.

Un heureux hasard nous ayant mis en possession de deux manuscrits beaucoup plus corrects de ces aphorismes, manuscrits tracés par la main d'un autre élève de Mesmer, M. Brillouët, médecin de S. A. S. Mgr le duc de Bourbon, prince de Condé, nous a mis à même de reconnaître et de signaler beaucoup d'erreurs et omissions qui se sont glissées dans les éditions de Caullet de Veaumorel.

Par un errata joint à un certain nombre d'exemplaires de la deuxième édition, publiés sous la qualification de troisième édition, celui-ci avait déjà signalé vingt de ces erreurs ; mais beaucoup d'autres que nous avons reconnues lui ont encore échappé.

Des passages entièrement omis, des phrases tronquées se rencontrent à chaque instant dans toutes les éditions publiées jusqu'à ce jour, et ce qui témoigne de l'exactitude de notre version, c'est qu'aucune des erreurs signalées dans la troisième édition de Caullet de Veaumorel n'existe dans notre copie.

Afin de rendre plus facile l'appréciation des différences qui existent entre notre édition et celles qui l'ont précédée, nous nous sommes imposés l'obligation de suivre rigoureusement la version de Caullet de Veaumorel, en introduisant, entre deux crochets [ ], chaque fois que cela nous a été possible, les passages omis.

Lorsque ce moyen est devenu impraticable, sous peine d'altérer le texte des premières éditions, et dans le but de rendre notre édition aussi intéressante que possible, nous avons reproduit, sous forme de note, à la fin de chaque chapitre, d'après la version de Brillouët, l'aphorisme tronqué.

Nous pensons maintenant que quelques explications sur l'authenticité du manuscrit que nous possédons ne seront pas déplacées ici.

Dans une introduction que, faute d'espace, nous ne pouvons joindre à ce volume, M. Brillouët annonce comment, vers 1784, il se forma à Paris, sous la dénomination de *Société de l'harmonie*, une association pour la propagation du magnétisme animal, dont le prix d'admission était de 2,400 fr. M. Brillouët fut, comme Caullet de Veaumorel, un des membres ou initiés de cette association. Nous allons maintenant le laisser parler :

« Plusieurs initiés, dit-il, répandirent bientôt dans le monde les effets prodigieux du magnétisme. S. A. S. Mgr le prince de Coudé, auquel rien d'utile n'échappe, eut l'extrême générosité de s'intéresser pour me faire instruire de la nouvelle découverte. Il paya généreusement la moitié de la somme, Mme la princesse de Monaco le quart, M. le comte de Puységur, M. le marquis d'Autichamp et M. le chevalier de Mintier firent le reste, et j'eus l'extrême satisfaction d'être reçu de la *Société de l'harmonie* le 5 avril 1784. Je me suis tellement appliqué aux leçons de M. Mesmer, que je les ai saisies mot à mot dans l'ordre qui suit.

« BRILLOUËT. »

Nous possédons l'original, signé de la main même de Mesmer, du traité passé entre celui-ci et M. Brillouët, par lequel Mesmer s'engage à lui enseigner sa doctrine. Le manque d'espace nous prive d'en donner copie à nos lecteurs.

PASSARD.
Paris, 24 septembre 1857.

1

LES PRINCIPES

1. Il existe un principe incréé, Dieu ; il existe dans la nature deux principes créés, la matière et le mouvement.

2. La matière élémentaire est celle qui a été employée par le Créateur pour la formation de tous les êtres.

3. Le mouvement opère le développement de toutes les possibilités.

4. On ne peut point se faire une idée positive de la matière élémentaire ; elle est placée entre l'être simple et le commencement de l'être composé : elle est comme l'unité à l'égard des quantités arithmétiques.

5. L'impénétrabilité constitue son essence, l'impénétrabilité fait qu'une partie n'est pas l'autre.

6. La matière est indifférente à être en mouvement ou à Cire en repos.

7. La matière en mouvement constitue la fluidité, le repos de la matière fait la solidité.

8. Si deux ou plusieurs parties de la matière sont en repos, il résulte de cet état une combinaison.

9. L'état de la combinaison est un état relatif du mouvement ou du repos de la matière.

10. Dans ces relations seules consiste la source de toutes les variétés possibles dans les formes et dans les propriétés.

11. Comme la matière n'est susceptible que des différentes combinaisons, les idées que nous avons de celles des nombres ou des quantités arithmétiques peuvent servir à nous faire sentir l'immensité du développement des possibilités.

12. Considérant les particules de la matière élémentaire comme des unités, on concevra aisément que ces unités peuvent s'assembler par deux, par trois, par quatre, par cinq, etc., et que de cet assemblage, il résultera des sommes ou des agrégats qui peuvent être continués à l'infini.

13. Cette manière de réunir les unités, les agrégats, constitue la première espèce des combinaisons possibles.

14. Considérant ensuite ces premières combinaisons comme de nouvelles unités, nous aurons autant d'espèces d'unités comme il y aura de nombres possibles, et nous pourrons concevoir encore des assemblages de ces unités entre elles.

15. Si ces assemblages ou agrégats sont formés d'unités de la même espèce, ils constituent un tout de matière homogène.

16. Si ces agrégats sont formés d'unités de différentes espèces, ils constituent un tout de *matière hétérogène*.

17. De ces diverses combinaisons dont chacune peut aller à l'infini, on conçoit l'immensité de toutes les combinaisons possibles. :

18. La matière proprement dite n'a, par elle-même, aucune propriété ; elle est indifférente à toute sorte de combinaison [et toutes les propriétés qu'elle nous présente sont les résultats ou les produits de ses diverses combinaisons].

19. L'ensemble d'une quantité de la matière en état de combinaison, considérée comme formant un tout, est ce que nous appelons *un corps*.

20. Si, dans la combinaison des parties constitutives d'un corps, il existe un ordre tel qu'en conséquence de cet ordre, il résulte de nouveaux effets ou de nouvelles combinaisons, elles constituent un tout que nous appelons *corps organique*.

21. Si les parties de la matière sont combinées dans un tel ordre qu'il ne résulte aucun nouvel effort de cet ordre, il en résulte un tout que nous appelons *corps inorganique*[1].

22. Ce que nous appelons *corps inorganique* est une distinction purement

métaphysique, puisque, s'il ne résultait absolument aucun effet d'un corps, il n'existerait pas.

23. La matière élémentaire de toutes les parties constitutives des corps est de la même nature. Cette identité se trouve dans la dernière dissolution des corps.

24. Si nous considérons les parties constitutives des corps comme existantes l'une hors de l'autre, nous avons l'idée du *lieu*.

25. Les lieux sont des points imaginaires dans lesquels il se trouve ou peut se trouver de la matière.

26. La quantité de ces points imaginaires détermine l'idée de l'*espace*.

27. Si la matière change de lieu et occupe successivement différents points, ce changement ou cet acte de la matière est ce que nous appelons *mouvement*.

28. Le mouvement modifie la matière.

29. Le premier mouvement est un effet immédiat de la création, et ce mouvement donné à la matière est la seule cause de toutes les différentes combinaisons et de toutes les formes qui existent.

30. Ce mouvement primitif est universellement et constamment entretenu par les parties de la matière les plus déliées, que nous appelons *fluide*.

31. Dans tous les mouvements de la matière fluide, nous considérons trois choses : la *direction*, la *célérité* et le *ton*.

32. Le ton est le genre ou le mode de mouvement [déterminé] qu'ont les parties entretenues en état.

33. Il n'y a que deux sortes de directions directement opposées l'une à l'autre. Toutes les autres sont composées de ces deux ; par l'une de ces directions les parties se rapprochent, et par l'autre elles s'éloignent. Par l'une s'opère la combinaison, par l'autre la disproportion.

34. L'égalité dans la force de ces deux directions fait que les parties ne s'éloignent ni ne se rapprochent ; par conséquent qu'elles ne sont ni dans l'état de cohésion ni dans celui de dissolution, ce qui constitue l'état de fluidité parfaite.

35. À mesure que les directions s'éloignent de cet état d'égalité, la fluidité diminue et la solidité augmente, et *vice versa*.

36. La combinaison ou la cohésion primitive s'est opérée lorsque [toutes] les directions de mouvement des parties se sont trouvées opposées, ou que leur célérité vers la même direction s'est trouvée inégale.

37. Une quantité de matière dans l'état de cohésion ou de repos constitue la solidité ou la masse du corps.

38. La première impulsion de mouvement que la matière avait reçue dans un espace absolument plein était suffisante pour lui donner toutes les directions et toutes les gradations de célérité possibles.

39. La matière conserve la quantité de mouvement qu'elle a reçue dans le principe.

40. Les différents genres de mouvement peuvent être considérés, ou dans les corps entiers, ou dans les parties constitutives.

41. Les parties constitutives de la matière fluide peuvent être combinées de toutes les manières possibles, et recevoir tous les genres de mouvement possibles entre elles.

42. Toutes les propriétés, soit des corps organisés, soit des corps inorganisés, dépendent de la manière dont leurs parties sont combinées, et du mouvement de ces parties entre elles.

43. Si une quantité de fluide est mise en mouvement dans une même direction, cela s'appelle *courant*.

44. Si on suppose un courant qui, en s'insinuant dans un corps, se partage en une infinité de petits courants infiniment minces, en forme de lignes, on appelle ces subdivisions *filières*.

45. Lorsque la matière élémentaire, par des directions opposées, ou par des célérités inégales, se met [enfin] en repos, et acquiert quelque cohésion, il résulte de la manière dont les particules sont combinées des intervalles ou *interstices*.

46. Les interstices des masses restent perméables aux courants ou filières de la matière subtile.

47. Tout corps plongé dans un fluide obéit aux mouvements de ce fluide.

48. Il s'ensuit que si un corps est plongé dans un courant, il est entraîné dans sa direction, ce qui n'arrive pas à un corps obéissant à plusieurs directions confuses.

49. Si A se meut vers B, et si la cause du mouvement est B, ce serait ce qu'on appelle *attraction* ; si A se meut en B, et si la cause de ce mouvement est en C, alors ce ne serait qu'un entraînement, ou ce qu'on peut appeler une *attraction apparente*.

50. La cause de l'attraction apparente et de la répulsion est dans la direction des courants rentrants ou sortants.

51. Lorsque les filières des courants opposés s'intercalent l'une dans l'autre immédiatement, il y a attraction ; lorsqu'elles se heurtent en opposition, il y a répulsion.

52. Attendu que tout est plein, il ne peut exister un courant sortant dans un courant rentrant, et *vice versa*.

53. Il existe dans l'univers une somme déterminée, uniforme et constante, de mouvement qui, dans le commencement, a été imprimé à la matière.

54. Cette impression du mouvement *s'est faite* d'abord sur une masse de fluide, de façon que toutes les parties contiguës du fluide ont reçu [en même temps] les mêmes impressions.

55. Il en est résulté deux directions opposées, et toutes les progressions des autres mouvements composés.

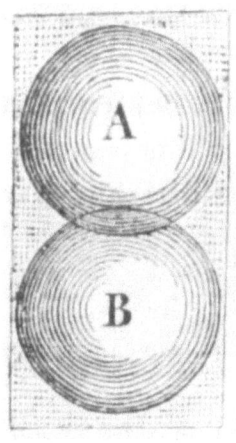

56. Tout étant plein, si A se meut vers B, il faut deux choses : que B soit déplacé par A, et que A soit remplacé par B.

57. Cette figure-explique : 1° toutes les gradations et toutes les directions de mouvements.

2° Un mouvement de rotation universel et particulier.

3° Ce mouvement n'est propagé qu'à une certaine distance de l'impression primitive[2].

4° Des courants universels et [particuliers] plus ou moins composés.

58. 5° Moyennant ces courants, la somme du mouvement est distribuée et appliquée à toutes les parties de la matière.

59. 6° Dans les modifications des courants existe la source de toutes les combinaisons et de tous les mouvements possibles, développés et à développer. Ainsi dans le nombre infini [d'essais] de combinaisons de la matière, que le mouvement de l'une ou de l'autre espèce avait hasardée, celles qui étaient parfaites, c'est-à-dire [celles] où il n'y avait point de contradiction de mouvement, ont subsisté et se sont conservées et, en se perfectionnant, sont parvenues à former des moules pour la propagation des espèces. On pourra se faire une idée de cette opération par la comparaison des cristallisations.

60. 7° Tous les corps flottent dans un courant de la matière subtile.

61. 8° Ainsi, par des directions opposées et des célérités inégales, les particules s'étant touchées et étant restées sans mouvement, formèrent le premier degré de cohésion, une infinité de molécules plus grossières ont été amenées et appliquées aux premières plus considérables, qui étaient en repos, et constituèrent une masse qui est devenue le germe et l'origine de tous les grands corps.

62. Deux particules qui sont en repos mettent un obstacle aux deux filières des courants qui leur répondent. Ces deux filières, ne pouvant pas passer en *droiture*, se joignent en deux filières voisines et accélèrent leur mouvement, et cette accélération est en raison de ce que les passages ou interstices sont plus rétrécis[3].

63. À l'approche d'un corps solide, tout courant est accéléré, et cette accélération est en raison de la compactibilité ou de la solidité de la matière.

64. Ou ces filières en passant gardent leur première direction [ou bien elles la perdent], et leurs parties obéissent à un mouvement confus.

65. Si ce courant en traversant un corps est modifié en filière séparée, et si les fibres opposées, partant de deux corps, s'insinuent mutuellement dans les interstices l'une de l'autre, sans troubler leur mouvement, il en résulte l'attraction apparente ou le phénomène de l'aimant.

66. Si les filières, au lieu de s'insinuer, se heurtent ou que l'une prédomine l'autre, il en résulte la répulsion.

67. L'équilibre exige que quand un courant entre dans un corps, un autre en sorte également, et cependant le mouvement des rayons sortants est plus faible, parce qu'ils sont divergents et épars.

68. La nature des courants universels et particuliers étant ainsi déterminée, on explique l'origine et la marche des corps célestes.

69. 1° La molécule la plus grossière que le hasard a formée est devenue le centre d'un courant particulier.

70. 2° Le courant, à mesure qu'il a enchaîné la matière flottante dont il était environné, a grossi ce corps central, le courant en a été accéléré, et il est devenu plus général, et il s'est emparé de la matière la plus grossière ; cette action s'est étendue jusqu'à la distance où elle s'est trouvée contrebalancée [et arrêtée] par l'action semblable d'un autre corps central.

71. 3° Puisque l'action se faisait également de la périphérie vers le centre, les corps sont devenus nécessairement *sphères*.

72. 4° La différence de leur masse a dépendu du hasard, de la combinaison des premières molécules, qui leur a donné plus ou moins de grosseur.

73. 5° La différence de leur masse répond à l'étendue de l'espace qui se trouve entre eux.

74. 6° Comme toute la matière a reçu un mouvement de rotation, il en résulte dans chaque central un mouvement sur son axe.

75. 7° Comme ces corps sont excentriques relativement au tourbillon dans lequel ils sont plongés, ils s'éloignent du centre jusqu'à ce que le mouvement centrifuge soit proportionné à la force du courant qui les porte vers le centre.

76. 8° Tous les corps célestes ont une tendance réciproque les uns vers les autres, qui est en raison de leur masse et de leur distance ; cette action s'exerce plus directement entre les points de leur surface qui se regardent[4].

77. 9° Ces corps sphériques, tournant sur leur axe et s'opposant réciproquement une moitié de leur surface, reçoivent les impressions mutuelles sur cette moitié. Ces impressions mutuelles et alternatives constituent le flux et le reflux dans chacune de leur sphère[5].

78. 10° Ces actions et ces rapports réciproques expliqués, constituent l'influence entre tous les corps célestes. Ils sont manifestés dans les corps les plus éloignés par les effets qu'ils produisent les uns sur les autres. Ils se troublent dans leurs révolutions et arrêtent, retardent ou accélèrent le mouvement de leurs orbites.

79. 11° Il est donc une loi constante dans la nature, c'est qu'il y a une

influence mutuelle sur la totalité de ces corps, et conséquemment elle s'exerce sur toutes les parties constitutives et sur leurs propriétés.

80. Cette influence réciproque et les rapports de tous les corps coexistants forment ce qu'on appelle *magnétisme*.

---

1. Si les parties de la matière sont combinées dans un tel ordre qu'il n'en résulte aucun nouvel effet, elle forme ce que nous appelons un corps inorganique. BRILLOUËT
2. Nous reproduisons cette phrase en entier d'après Brillouët.

    3° Ce mouvement n'est propagé qu'à une certaine distance [proportionnée à l'impulsion] primitive.

    Cependant, le manuscrit non corrigé dit également l'impression, comme dans l'édition imprimée que nous copions.
3. Deux particules qui sont en repos mettent un obstacle aux deux filières des courants qui leur répondent. Ces deux filières, ne pouvant pas passer en direction, augmentent le mouvement dans les filières voisines en se joignant à elles. C'est ainsi que le mouvement est plus ou moins accéléré, en raison que les passages des interstices sont plus ou moins rétrécis. BRILLOUËT.
4. Tous les corps célestes ont une tendance réciproque les uns vers les autres, qui n'est qu'en raison directe de leurs masses et inverse de leurs distances : cette action s'exerce plus directement entre les points de leurs surfaces qui se regardent. BRILLOUËT.
5. Ces corps, tournant sur leur axe et s'opposant réciproquement une moitié de leur surface, reçoivent ainsi leurs impressions mutuelles et alternatives : c'est ce qui constitue le flux et reflux dans chacune de leurs sphères. BRILLOUËT.

2

DE LA COHÉSION

81. La cohésion est l'état de la matière où ses particules se trouvent ensemble sans mouvement local et ne peuvent se quitter sans un effort étranger.

82. La matière peut être réduite en cet état par les directions du mouvement directement opposées, ou par l'inégalité de vitesse dans les mêmes directions.

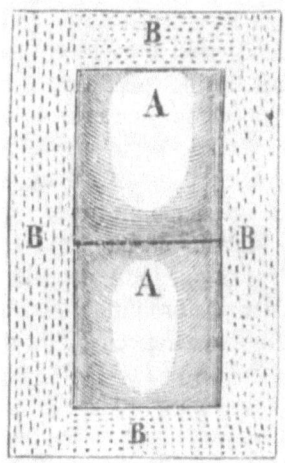

83. Deux particules qui se touchent excluent dans le point de contact la matière subtile [comme dans cet exemple ou figure], la séparation [de ces deux corps AA particules qui touchent et qui adhèrent entre elles BBBB, a matière subtile qui les environne et les tient unies entre elles] ne peut se faire sans un effort contre la matière subtile qui les environne, et l'effort nécessaire pour l'opérer sera égal à la résistance.

84. La résistance est égale à la colonne entière qui répond au point de contact.

85. La résistance totale n'est qu'un moment, et ce moment est celui de la séparation.

86. La résistance ou la cohésion est donc en raison combinée des points de contact et de la grandeur de la colonne du fluide universel dans lequel le corps est plongé, et qui a pour base les points de contact.

87. La colonne de la matière résistante est invariable et la cohésion est en raison directe des points de contact.

88. La cohésion n'étant que le moment où la continuité du fluide est interrompue par le contact, sitôt que la continuité est rétablie, la cohésion cesse.

3

DE L'ÉLASTICITÉ

89. Un corps est élastique, qui, lorsqu'il est comprimé, se rétablit dans son premier état[1].

90. L'élasticité dans les corps est la propriété de se rétablir dans leur ancien état après avoir été comprimés.

91. Un corps est donc élastique :

1° Quand les particules qui le composent peuvent, par leur figure, être rapprochées ou éloignées, sans être déplacées entre elles.

2° Quand ces mêmes particules souffrent un effort pour discontinuer la cohésion, sans que l'effort soit suffisant pour l'opérer.

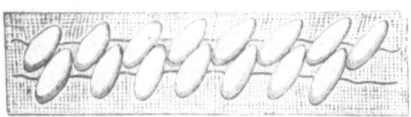

[Ces figures donnent une idée des molécules qui sont supposées continuer les corps élastiques par leur forme ; on conçoit qu'en les appuyant les unes sur les autres, elles doivent se rétablir dans leur premier état et reprendre leurs justes dimensions.]

Au premier cas, c'est-à-dire quand les molécules [qui constituent un corps élastique] se rapprochent, les filières du courant sont rétrécies sans être discontinuées, et elles agissent comme autant de coins sur les points latéraux des molécules, avec d'autant plus de force que leur accélération a été augmentée par le rétrécissement des interstices.

Dans le second cas, [quand les particules s'éloignent] il se fait un effort pour vaincre le moment[2] de la cohésion : cet effort, étant insuffisant, subsiste jusqu'à ce qu'il soit vaincu et anéanti par la cause de la cohésion.

92. Le corps élastique comprimé, dans l'instant de la compression, souffre la résistance de la cohésion, sans qu'elle puisse être vaincue entièrement. C'est le moment de la résistance au plus grand effort de la séparation commencée, qui n'est pas achevée, qui constitue le plus haut degré de l'élasticité d'un corps ; dans cet état il souffre l'action de la colonne du fluide, c'est-à-dire que l'effort pour vaincre la cohésion est égal à l'action de la colonne de fluide qui presse sur les parties latérales des molécules, et qu'il faut soulever pour la vaincre.

93. Plus un corps élastique est comprimé, plus la résistance augmente ; la cause de l'élasticité étant en partie celle de la cohésion, la résistance est en raison de la quantité des points de contact sur lesquels les efforts se font, et qui s'opposent à ces efforts.

94. Les corps non élastiques sont ceux dont les parties comprimées peuvent, par leurs figures, être déplacées sans être discontinuées entre elles.

95. Dans un corps [non] élastique, les parties ne peuvent se déplacer sans la solution de la cohésion.

96. Les nuances d'efforts contre la cohésion et les nuances de résistance pour la cause de la cohésion produisent tous les effets de l'élasticité.

97. Ces efforts donnent aux parties constitutives une autre direction, sans pouvoir les dissoudre ; ces parties constitutives se déplacent par rapport à la masse, sans se déplacer entre elles, en se quittant sans quitter la place[3].

---

1. Un corps n'est élastique que lorsque, ayant été comprimé, il se rétablit dans son premier état. Br.
2. Brillouët dit *mouvement* au lieu de *moment*.
3. Ces efforts donnent aux parties constituées une autre direction, sans pouvoir les dissoudre. Ces parties constituées se déplacent par rapport (à leur) masse, (sans se déplacer) entre elles et sans se quitter. (Le corps mou diffère en cela que ses particules se déplacent entre elles en se quittant sans quitter la masse.) Br.

4

DE LA GRAVITÉ

98. Il y a une tendance réciproque entre tous les corps coexistants. Cette tendance est en raison des masses et des distances.

99. Les causes de cette tendance sont les courants dans lesquels ces corps se trouvent plongés, et dont la force et la quantité de mouvement sont en raison composées de leur masse et grandeur et de leur célérité.

100. C'est cette tendance que l'on appelle gravité ; donc tous les corps coexistants gravitent les uns sur les autres.

101. Un courant général de la matière subtile élémentaire, dirigé vers le centre de notre globe, entraîne dans sa direction toute la matière combinée qu'il rencontre, et qui par sa composition oppose une résistance à ce fluide.

102. Dans le principe, il se fit vers un centre une précipitation de toutes les particules [composées] qui se trouvent dans toute l'étendue d'activité de ce courant, dans l'ordre de leur résistance, de sorte que la matière, qui étant la plus grossière prêtait le plus de résistance, se précipita la première.

103. Ainsi se sont formées toutes les couches de la matière qui compose les différents objets.

104. La force motrice étant appliquée à chacune des particules de la combinaison primitive, la quantité de l'effet de la gravité ou [la] pesanteur est en raison de la célérité du courant et de la résistance de la matière.

105. Comme la célérité des courants augmente en approchant de la terre, la gravité augmente dans la même proportion.

106. La terre gravite également vers tous les corps pesants et vers toutes les particules[1] constitutives.

107. Dans les points où les courants se trouvent en équilibre, la gravité cesse.

108. À une certaine profondeur de la masse de la terre, la gravité cesse.

109. Les eaux[2] capables de changer la compactibilité de la matière combinée, et celles qui sont en état de changer l'intensité des courants, peuvent aussi augmenter ou diminuer la gravité des corps ; tels sont le changement [dans le degré de vitesse] du mouvement de rotation, une variété d'intensité dans la cause du flux et du reflux, encore comparativement la calcination et la vitrification.

110. Les causes de la gravité et leur modification sont la raison de la solidité différente des parties constitutives de la terre.

111. La solidité ou la compactibilité de la terre augmente à une certaine profondeur, après laquelle elle diminue et cesse probablement.

---

1. Dans Brillouët on lit *parties*.
2. Brillouët dit les *causes* au lieu de *les eaux*.

5

DU FEU

112. Il y a deux directions du mouvement. Selon l'une, les parties de la matière se rapprochent ; et suivant l'autre, elles s'éloignent. L'une est le principe de la combinaison, l'autre opère sa dissolution.

113. Un mouvement de la matière extrêmement rapide, oscillatoire, qui par sa direction est appliqué à un corps dont la combinaison ne se trouve que dans un certain degré de cohésion, en produit la dissolution : c'est le feu.

114. Le feu, considéré relativement à nos sens, produit sur le fluide universel un mouvement oscillatoire qui, étant propagé jusqu'à la rétine, donne l'idée de la flamme ou lueur du feu, et étant réfléchi par d'autres corps, donne l'idée de la lumière.

115. Le même mouvement propagé et appliqué aux parties destinées au tact, en diminuant ou affaiblissant plus ou moins la cohésion, donne l'idée de la chaleur.

116. L'état du feu est donc un état de la matière opposé à celui de la cohésion ; par conséquent ce qui peut diminuer la cohésion de la matière approche plus ou : moins [de la nature du feu, ainsi].

117. La matière phlogistique est celle qui par sa légère combinaison ne résiste pas à l'action du mouvement opposé[1].

118. La combustibilité est en raison de la légèreté de la matière. Les diffé-

rentes nuances de ce mouvement et de ce rapprochement vers l'état du feu produisent les divers degrés de la chaleur et leurs effets.

---

1. La matière combustible ou phlogistique est cette matière légère, subtile antagoniste de la cohésion. Br.

6

DU FLUX ET DU REFLUX

119. La cause de la gravité de tous les grands corps l'est aussi de toutes les propriétés des corps organisés et inorganisés.

120. Le mouvement de rotation des sphères, leurs différentes distances, font que les causes de l'influence mutuelle sont appliquées successivement et alternativement aux parties de ces globes qui sont en *conspect* les uns des autres.

121. La surface du globe est couverte de la matière liquide, l'*atmosphère* et l'*eau*, qui se conforment exactement aux lois hydrostatiques et à celles de l'équilibre[1].

122. La partie qui se trouve dans ce conspect ayant perdu de sa gravité, les parties latérales compriment et élèvent cette portion jusqu'à ce qu'elle se trouve en équilibre avec le reste. La surface de l'atmosphère et celle de la mer deviennent aussi[2] un sphéroïde, dont l'axe le plus long est tourné vers la Lune et la suit dans son cours. Le soleil concourt à cette opération, quoique plus faiblement.

123. On appelle cet effet alternatif des principes de gravité, le flux et le reflux.

124. Lorsque différentes causes concourent soit relativement à divers astres, soit relativement à la terre, dans laquelle cette action devient commune à toutes les parties constitutives et à tous les êtres qui les

occupent, il y a donc des flux et des reflux plus ou moins généraux, [plus ou moins particuliers], plus ou moins composés ?

125. Les effets de cette action alternative et réciproque, qui augmente et diminue les propriétés des corps organisés, seront nommés *intension* et *rémission*. Ainsi donc par cette action seront augmentées et[3] diminuées la cohésion, la gravité, l'électricité, l'élasticité, le magnétisme, l'irritabilité.

126. Cette action à l'égard de l'opposition respective de la terre et de la Lune est plus forte dans les équinoxes.

127. 1° Puisque la tendance centrifuge sous l'équateur est plus considérable, la gravité des eaux et de l'atmosphère plus faible ;

128. 2° Puisque l'action du soleil concourt avec celle de la Lune, cette action est encore plus forte lorsque la Lune est dans ses signes boréaux [lorsqu'elle est dans son périgée], lorsqu'elle est en opposition ou en conjonction avec le soleil.

129. Les divers concours de ces causes modifient différemment l'intension du flux et reflux.

130. Comme tous les corps particuliers sur la surface de la terre ont leur influence ou tendance mutuelle et réciproque, il existe encore une cause spéciale du flux et du reflux.

131. Indépendamment du flux et reflux observé jusqu'à présent, il en existe de séculaires, d'annuels, de mensuels, de journaliers, et différents autres irréguliers accidentels.

---

1. La surface du globe est couverte de la matière liquide qui, avec l'eau, concourt à former l'atmosphère qui [à son tour] se conforme exactement aux lois hydrostatiques ou de l'équilibre. BRILLOUËT.
2. Brillouët dit ainsi.
3. Brillouët dit *ou* au lieu de *et*.

7

DE L'ÉLECTRICITÉ

132. Si deux masses, chargées de quantités inégales de mouvement, se rencontrent[1], elles se communiquent le surplus pour se mettre en équilibre. La masse la moins chargée reçoit de l'autre ce qu'elle a de plus. Cette [dé] charge se fait ou en quantité considérable à la fois, ou successivement comme par filières.

Le premier cas se manifeste par une explosion capable de produire le phénomène du *feu* et du *son*.

Le second cas produit les effets de l'attraction de la répulsion apparente ; le produit de ces effets s'appelle *électricité* ; ces effets observés de la nature sont dits électricité naturelle ; elle se manifeste dans les nuages d'une chaleur inégale ou même entre les nuages et la terre.

133. Le surplus de mouvement excité par le frottement d'un corps électrique, et qui se trouve exposé à un autre, de façon à pouvoir se décharger, forme l'*électricité artificielle*.

134. Dans toute électricité, on observe des courants rentrants et sortants.

---

1. Brillouët dit *s'approchent* au lieu de *se rencontrent*.

8

DE L'HOMME

135. L'homme, à raison de sa constitution, est considéré en état de sommeil, en état de veille, en état de santé, en état de maladie ; de même que pour toute la nature, dans l'homme, il n'y a que deux principes, la matière et le mouvement[1].

136. La masse de la matière qui le constitue peut être augmentée ou diminuée.

137. La diminution doit être réparée ; la matière perdue est donc réparée de la masse générale moyennant les aliments.

138. La quantité[2] du mouvement [peut augmenter ou diminuer la diminution du mouvement] est réparée de la somme du mouvement général par le sommeil.

139. Comme l'homme fait deux sortes de dépenses, il a de même deux sortes de réfection, par les aliments et le sommeil.

140. Dans l'état de sommeil, l'homme agit en machine dont les principes du mouvement sont internes.

141. L'état de sommeil de l'homme est quand l'exercice et les fonctions d'une partie considérable de son être sont suspendus pour un temps, durant lequel la quantité de mouvement [qui a été] perdue pendant la veille est réparée par les propriétés des courants universels dans lesquels il est placé.

142. Il y a deux sortes de courants universels relativement à l'homme : la gravité et le courant magnétique d'un pôle à l'autre.

143. L'homme reçoit et rassemble une certaine quantité de mouvement, comme dans un réservoir ; le surplus du mouvement ou la plénitude du réservoir détermine la veille[3].

144. L'homme commence son existence dans l'état de sommeil ; dans cet état, la portion du mouvement qu'il reçoit proportionnée à sa masse est employée pour la formation et le développement des rudiments de ses organes.

145. Sitôt que la formation est achevée, il se réveille, fait des efforts sur sa mère assez puissants pour le l faire mettre au jour.

146. L'homme est en état de santé, quand toutes les parties dont il est composé ont la faculté d'exercer les fonctions auxquelles elles sont destinées.

147. Si dans toutes ses fonctions règne un ordre parfait, on appelle cet état *état de l'harmonie*.

148. La maladie est l'état opposé, c'est-à-dire celui où l'harmonie est troublée.

149. Comme l'harmonie n'est qu'une, il n'y a qu'une santé.

150. La santé est représentée par la ligne droite.

151. La maladie est l'aberration de cette ligne ; cette aberration est plus ou moins considérable.

152. Le *remède* est le moyen qui remet l'ordre ou l'harmonie qui a été troublée.

153. Le principe qui constitue, rétablit ou entretient l'harmonie, est le principe de la conservation ; le principe de la guérison est donc nécessairement le même.

154. La portion du mouvement universel que l'homme a reçu en partage dans son origine, et qui, d'abord modifié dans son moule matrice, est devenu tonique, a déterminé sa formation et le développement des viscères et de toutes les autres parties organiques constitutives.

155. Cette portion du mouvement est le principe de la vie.

156. Ce principe entretient et rectifie les fonctions de tous les viscères.

157. Les viscères sont les parties constitutives organiques qui préparent, rectifient et assimilent toutes les humeurs, en déterminant le mouvement des sécrétions et des excrétions.

158. Le principe vital étant une partie du mouvement universel et obéissant aux lois communes du fluide universel, est donc soumis à toutes les impressions de l'influence des corps célestes, de la terre, et des corps particuliers qui l'environnent.

159. Cette faculté, ou propriété de l'homme d'être susceptible de toutes ces relations, est ce qu'on appelle *Magnétisme* [animal].

160. L'homme étant constamment placé dans les courants universels et particuliers, en est pénétré ; le mouvement du fluide, modifié par les différentes organisations [de ses parties constitutives, devient tonique. Dans cet état, il suit la continuité des corps le plus longtemps qu'il peut, c'est-à-dire vers les parties les plus éminentes.

161. Dans ces parties éminentes ou extrémités, s'écoulent et rentrent des courants, lorsqu'un corps capable de les recevoir ou de les rendre leur est opposé. Dans ces cas, les courants étant rétrécis dans un point, leur célérité est augmentée.

162. Ces points d'écoulements ou d'entrée de courants toniques sont ce que nous appelons *pôles*. Ces pôles sont analogues à ceux qu'on observe dans l'aimant.

163. Il y a donc des courants rentrants et sortants, des pôles qui se détruisent, qui se renforcent[4] comme dans l'aimant ; leur communication est la même. Il suffit d'en déterminer un pour que l'autre opposé soit formé en même temps.

164. Sur une ligne imaginée entre les deux pôles, il y a un centre ou point d'équilibre où l'action est nulle, c'est-à-dire où aucune direction ne prédomine.

165. Ces courants peuvent être propagés et communiqués à une distance considérable, soit par une continuité ou enchaînement des corps, soit par celle d'un fluide, comme l'air et l'eau.

166. Tous les corps dont la figure est déterminée en pointe ou en angle servent à recevoir les courants et en deviennent *conducteurs*.

167. On peut regarder les conducteurs comme des ouvertures [ou], des trous ou des canaux qui servent à faire écouler les courants.

168. Ces courants, conservant toujours leur caractère tonique qu'ils avaient reçu, peuvent pénétrer tous les corps solides et liquides.

169. Ces courants peuvent être communiqués et propagés par tous les moyens où il existe continuité, soit solide, soit fluide, par les rayons de la lumière, et par la continuité des oscillations des sons[5].

170. Ces courants peuvent être renforcés :

171. 1° Par toutes les causes du mouvement commun ; tels sont tous les mouvements intestins et locaux, les sons, les bruits, le vent, le frottement électrique et tout autre, et par les corps qui sont déjà doués d'un mouvement, comme l'aimant, ou par les corps animés[6] ;

172. 2° Par leur communication à des corps durs dans lesquels ils peuvent être concentrés et rassemblés comme dans un réservoir, pour être distribués ensuite dans diverses directions ;

173. 3° Par la quantité des corps auxquels les courants sont communiqués ; ce principe n'étant pas une substance, mais une modification, son effet augmente comme celui du feu à mesure qu'il est communiqué.

174. Si le courant du magnétisme animal concourt dans la direction avec le courant général ou avec le courant magnétique du monde, l'effet général qui en résulte est l'augmentation d'intensité de tous ces courants.

175. Ces courants peuvent encore être [augmentés et] réfléchis dans les glaces, d'après les lois de la lumière.

---

1. L'homme, en raison de sa constitution, est considéré en état de sommeil, en état de veille, en état de santé, en état de maladie ; de même que tout ce qui existe dans la nature, l'homme n'a que deux principes : la matière et le mouvement. BRILLOUËT.
2. Brillouët dit *diminution* au lieu de *quantité*.
3. L'homme reçait et rassemble une certaine quantité d'un mouvement connu dans ses réservoirs, le surplus du mouvement ou la plénitude du réservoir détermine la veille. BRILLOUËT.
4. Brillouët dit *se forment*.
5. Brillouët dit *solides* au lieu de *sons*.
6. Par toutes les causes d'un mouvement commun *intestin, par le choc*, par le bruit, par le vent, par le frottement électrique et par tout autre ; par les corps qui sont déjà doués d'un mouvement connu, par l'aimant, enfin par les corps animés.

9

DES SENSATIONS

176. *Sentir* est [dans] la matière organisée, la faculté de recevoir des impressions.

177. Comme le corps se forme par la continuité de la matière, ainsi la sensation résulte de la continuité des impressions ou affections d'un corps organisé.

178. Cette continuité d'affections constitue un ensemble, un tout qui peut se combiner, se composer, se comparer, se modifier, s'organiser ; et le résultat de tout est une pensée.

179. Tout changement dans les proportions et dans les rapports des affections de notre corps produit une pensée qui n'était pas avant.

180. Cette pensée représente la différence entre l'état antérieur et l'état changé ; la sensation est donc l'aperçu[1] de la différence, et la sensation est en raison de la différence.

181. Il y a autant de sensations possibles qu'il y a de différences possibles entre les proportions.

182. Les instruments ou organes qui servent à apercevoir les différences des affections sont nommés les sens ; les parties principales constitutives de ces organes, dans tous les animaux, sont les nerfs, qui, en plus ou moins grande quantité, sont exposés plus ou moins à être affectés par les différents ordres de la matière.

183. Outre les organes connus, nous avons encore différents organes propres à recevoir l'impression[2], de l'existence desquels nous ne doutons pas à cause de l'habitude où nous sommes de nous servir des organes connus, d'une manière grossière, et parce que des impressions fortes auxquelles nous sommes accoutumés [dès l'enfance], ne nous permettent pas d'apercevoir des impressions plus délicates.

184. Il est probable, et il y a de fortes raisons *à priori*[3], que nous sommes doués d'un sens interne qui est en relation avec l'ensemble de tout l'univers ; des observations exactes peuvent nous en assurer ; de là, on pourrait comprendre la possibilité des pressentiments [des sympathies, des antipathies].

185. S'il est possible d'être affecté de manière à avoir l'idée d'un être à une distance infinie, ainsi que nous voyons les étoiles, dont l'impression nous est envoyée en ligne droite par la succession d'une matière coexistante entre elles et nos organes, pourquoi ne serait-il pas possible d'être affecté par des êtres dont le mouvement successif est propagé jusqu'à nous en lignes courbes ou obliques, dans une direction quelconque, pourquoi ne pourrions-nous pas être affectés par l'enchaînement des êtres qui se succèdent ?

186. Une loi de la sensation est que, dans toutes les affections qui se font sur nos organes, celle-là devient sensible, qui est la plus forte. La plus forte sensation efface la plus faible.

187. Nous ne sentons pas l'objet tel qu'il est, mais seulement l'impression, la nature et la disposition de l'organe qui la reçoit et les impressions qui l'ont précédée[4].

188. Nos sensations sont donc le résultat de tous les effets que font les objets sur nos organes.

189. De là, nous voyons que nos sens ne nous présentent pas les objets tels qu'ils sont ; on peut seulement se rapprocher plus ou moins de la connaissance de la nature des objets par un usage et une application combinée et réfléchie de différents sens, mais jamais on ne peut atteindre à leur vérité.

---

1. Au lieu de *l'aperçu*, Brillouët dit *l'apparence*.
2. Au lieu de *l'impression*, Brillouët dit *des sensations*.
3. Au lieu de *à priori*, Brillouët dit *de croire*.
4. Nous ne sentons pas l'objet tel qu'il est, mais seulement l'impression ou l'effet qu'il produit sur nos organes ; [dans toutes les sensations, il faut considérer la cause qui

produit l'impression], la nature et la disposition de l'organe qui la reçoit, et les sensations qui l'ont précédé. BRILLOUËT.

10

DE L'INSTINCT

190. La faculté de sentir dans l'harmonie universelle, le rapport que les êtres et les événements ont avec la conservation de chaque individu, est ce qu'on doit appeler l'instinct.

191. Tous les animaux sont doués de cette faculté ; elle est soumise aux lois communes des sensations. Cette sensation est plus forte en raison du plus grand intérêt que les événements ont sur notre conservation.

192. La vue est un exemple d'un sens par lequel nous pouvons apercevoir les rapports que les êtres coexistants ont entre eux, ainsi que leurs relations et actions sur nous avant qu'ils nous touchent immédiatement.

193. Cette relation ou différence d'intérêt est à l'instinct ce que la grandeur et la distance des objets sont à la vue.

194. Comme cet instinct est un effet de l'ordre, [et] de l'harmonie, il devient une règle sûre des actions et des sensations ; il s'agit seulement de cultiver et d'entretenir cette sensibilité directrice.

195. Un homme insensible à l'instinct est ce qu'est un aveugle à l'égard des objets visibles.

196. L'homme qui seul se sert de ce qu'il appelle sa raison est comme celui qui se sert d'une lunette pour voir tout ce qu'il veut regarder ; il est disposé par cette habitude à ne pas voir avec ses propres yeux et à ne jamais voir les objets comme un autre.

197. L'instinct est dans la nature, la raison est factice, chaque homme a sa raison à lui, l'instinct est un effet déterminé, [et] invariable de l'ordre de la nature sur chaque individu.

198. La vie de l'homme est la portion du mouvement universel, qui dans son origine devient tonique et appliqué à une partie de la matière, a été destinée à former les organes et les viscères et ensuite à entretenir, à rectifier [toutes] leurs fonctions.

199. La mort est l'abolition entière du mouvement tonique ; la vie de l'homme commence par le mouvement et finit par le repos ; de même que dans toute la nature, le mouvement est la source des combinaisons et du repos, de même dans l'homme le principe de la vie devient cause de la mort.

200. Tout développement et formation du corps organique consiste dans les relations diverses et successives entre le mouvement et le repos ; leur quantité étant déterminée, le nombre des relations possibles entre l'un et l'autre doit être aussi déterminé. La distance entre deux termes ou points peut être considérée comme représentant la durée de la vie[1].

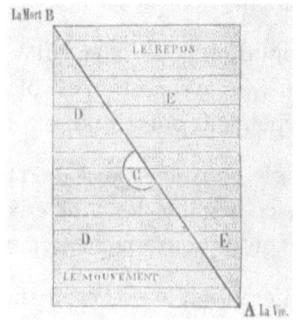

201. Si l'un de ces termes [ou points] est le mouvement et l'autre le repos, la progression successive de diverses proportions de l'une et de l'autre constitue la marche et la révolution de la vie. [Cette figure représente la vie, la période de la vie, la santé, la maladie et la mort. La ligne diagonale AB représente la santé, A est la vie ou le point où l'homme commence d'être. B est la mort ou le point où il finit. C est le midi, ou le point le plus puissant de l'âge, ou le terme de quarante-cinq ans ; chaque ligne représente un lustre, et cette échelle est de quatre-vingt-dix ans ; DD est la cause du mouvement ; EE est celle du repos. — En partant ainsi du mouvement DD vers le repos EE, on arrive au point de leur équilibre C qui est l'ascen-

sion de la vie ; passé ce point, on commence à mourir, [parce que le mouvement diminue et que le repos augmente.]

202. Cette progression de diverses modifications entre le mouvement et le repos peut être exactement proportionnée, ou cette proportion peut être troublée.

203. Si l'homme parcourt cette progression sans que les proportions en soient troublées, il existe en parfaite santé et parvient à son dernier terme sans maladie ; si ces proportions sont troublées, la maladie commence[2].

La maladie n'est donc autre chose qu'une perturbation dans la progression du mouvement de la vie. Cette perturbation peut être considérée comme existante dans les solides ou dans les fluides ; existant dans les solides, elle dérange l'harmonie des propriétés des parties organiques, en diminuant les unes et augmentant les autres [les mouvements de la fibre élémentaire qui les constitue ou en l'accélérant d'une manière désordonnée] ; existant dans les fluides, elle [les dénature plus ou moins en les rendant visqueux, épais ou trop fluides] trouble ainsi leur mouvement local et intestin. [Il s'ensuit que] L'aberration du mouvement dans les[3] solides, en altérant leurs propriétés, trouble les fonctions des viscères et les différences qui doivent s'y faire, [et que] l'aberration du mouvement intestin des humeurs produit leur dégénération ; l'aberration du mouvement local produit obstruction et[4] fièvre ; obstruction par le ralentissement ou abolition du mouvement, fièvre par l'accélération. La perfection des solides ou des viscères consiste dans l'harmonie de toutes leurs propriétés et dans leurs fonctions ; la qualité des fluides, leur mouvement intestin et local sont le résultat des fonctions des viscères.

204. Il suffit donc, pour établir l'harmonie générale du corps, de rétablir les fonctions des viscères, parce que leurs fonctions une fois rétablies, ils assimilent tout ce qui peut l'être, et séparent tout ce qui ne peut être assimilé. Cet effet de la nature sur les viscères s'appelle crise.

---

1. Tout développement [des fonctions] des corps organiques consiste dans les relations [des viscères ; ces relations] sont successives entre le mouvement et le repos. BRILLOUËT.
2. Au lieu de *commence* Brillouët dit *a lieu*.
3. Au lieu de *dans* les Brillouët dit *des*.
4. Brillouët dit *ou* au lieu de *et*.

11

DE LA MALADIE

205. La maladie étant l'aberration de [la ligne droite qui représente la santé ou] l'harmonie, cette aberration peut être plus ou moins considérable et produit des effets plus ou moins sensibles ; ces effets sont appelés *symptômes* symptomatiques.

206. Si ces effets sont produits par la cause de la maladie, on les appelle *symptômes* ; si au contraire ces effets sont des efforts de la nature contre les causes de la maladie, et tendent à la détruire et à ramener l'harmonie, on les appelle symptômes critiques.

207. Dans la pratique [de l'art de guérir], il importe de bien les distinguer, afin de prévenir ou d'arrêter les uns et de favoriser les autres.

208. Toutes les causes des maladies dénaturent ou dérangent plus ou moins les proportions entre la matière et le mouvement des viscères entre les solides ou[1] les fluides ; elles produisent par leurs différentes applications une rémission ou perturbation plus ou moins marquée dans les propriétés de la matière [qui constitue] et des organes. Toutes ces causes de maladies dérangent plus ou moins les proportions entre la matière et le mouvement des viscères qui en sont constitués et aussi l'état des solides. Ce dérangement entre les solides et les fluides produit une réminiscence ou perturbation plus ou moins marquée dans les propriétés de la matière qui constitue les organes.

209. Pour remédier aux efforts de la rémission et de la perturbation, et pour les détruire, il faut donc provoquer l'intension, c'est-à-dire, il faut augmenter l'*irritabilité*, l'*élasticité*, la *fluidité* et le *mouvement*.

210. Un corps étant en harmonie est insensible à l'effet du magnétisme [animal], puisque la proportion ou l'harmonie établie ne varie point, par l'application d'une action uniforme et générale[2] ; au contraire un corps étant en désharmonie, c'est-à-dire dans l'état dans lequel les proportions sont troublées ; dans cet état, quoique par habitude on n'y soit pas sensible, il le devient par l'application du magnétisme, et cela parce que la proportion ou la dissonance est augmentée par cette application.

211. De là, on comprend encore que la maladie étant guérie, on devient insensible au magnétisme [animal], et c'est le *critérium*[3] de la guérison.

212. On comprend encore que l'application du magnétisme [animal] augmente souvent les douleurs.

213. L'action du magnétisme [animal] arrête l'aberration de l'état de l'harmonie.

214. Il suit de cette action que les symptômes [symptomatiques] cessent par l'application du magnétisme [animal.]

215. De là, il suit encore que par le magnétisme [animal], les efforts de la nature contre les causes des maladies sont augmentés, que par conséquent les symptômes critiques sont augmentés.

216. C'est par ces effets divers qu'on parvient à distinguer ces différents symptômes.

217. Le développement des symptômes se fait dans l'ordre inverse dans lequel la maladie s'est formée.

218. Il faut se représenter la maladie comme un peloton qui se dévide exactement comme il commence et comme il s'est accru.

219. Aucune maladie ne se guérit sans une crise.

220. Dans une crise, on doit observer trois époques principales : la perturbation, la coction, et l'évacuation [Il suffit donc, pour rétablir l'harmonie générale du corps, de rétablir les fonctions des viscères ; parce que leurs fonctions une fois rétablies, ils assimilent tout ce qui peut être assimilé. Cet effort de la nature s'appelle crise.]

1. Brillouët dit *et* au lieu de *ou*.
2. Nous reproduisons la dernière partie de cet aphorisme d'après le manuscrit : Au contraire, un corps étant en désharmonie [d'équilibre] devient sensible au magnétisme [animal], parce que la proportion ou la dissonnance est augmentée par cette application. BRILLOUËT.
3. Brillouët dit *symptôme* au lieu de *critérium*.

12

DE L'ÉDUCATION

221. L'homme peut être considéré comme existant individuellement, où comme constituant une partie de la société ; sous ces deux points de vue, il tient à l'harmonie universelle.

222. L'homme est parmi les animaux une espèce destinée par sa nature à vivre en société.

223. Le développement de ses facultés, la formation de ses habitudes, sous ces deux rapports, sont ce qu'on appelle *éducation*.

224. La règle de l'éducation est donc 1° la perfection[1] des premières facultés ; 2° l'harmonie de ses habitudes avec l'harmonie universelle.

225. L'éducation de l'homme commence avec son existence. Dès ce moment, l'enfant commence : 1° à exposer les organes de ses sens aux impressions des objets externes ; 2° à déployer et à exercer les mouvements de ses membres.

226. La perfection des organes des sens consiste : 1° dans l'*irritabilité* ; 2° dans toutes les combinaisons possibles de leurs usages.

227. La perfection du mouvement de ses membres consiste : 1° dans la *sensibilité* ; 2° la *justesse des directions* ; 3° la *force* ; 4° l'*équilibre*.

228. Ce développement étant un progrès de végétation, la règle de ce développement doit être prise dans l'organisation de chaque individu, qui

devient soumis à l'action du mouvement universel et de l'influence générale et particulière.

229. 1° La première règle est donc d'éloigner tous les obstacles qui pourraient troubler et empêcher ce développement.

230. 2° De placer successivement l'enfant dans la possibilité ou liberté entière de faire tous les mouvements et tous les essais possibles[2].

231. L'enfant, obéissant uniquement au principe de la nature qui a formé ses organes, trouvera tout seul l'ordre dans lequel il convient de s'instruire, se développer et [de] se former.

232. L'homme, considéré en société, a deux manières d'être en relation avec ses semblables, par ses idées et ses actions.

233. Pour communiquer ses idées aux autres hommes, il y a deux moyens, la langue et l'écriture naturelle ou de convention.

234. La langue naturelle est la physionomie, la voix et les gestes ; l'écriture naturelle est la faculté de dessiner tout ce qui peut parler aux yeux.

235. La langue de convention consiste dans les paroles ; ou l'écriture de convention, dans les lettres[3].

---

1. Brillouët dit *prééminence* au lieu de *perfection*.
2. De placer successivement l'enfant dans la possibilité entière de faire tous les mouvements ou tous les efforts possibles. BRILLOUËT.
3. Voici ces trois mêmes aphorismes d'après Brillouët.
    233. Pour communiquer ses idées aux autres hommes, ses moyens sont la langue et l'écriture. La langue ou l'écriture sont ou naturelles ou de convention.
    234. La langue naturelle est la physionomie, la voix et les gestes ; l'écriture naturelle est la faculté de dessiner, de marquer d'une manière quelconque tout ce que l'on veut dire ou faire remarquer pendant son absence.
    235. La langue de convention consiste dans un idiome de sons propres à exprimer des mots convenus qui expriment une infinité de choses. Cette expression s'appelle la parole, et les caractères qui la peignent s'appellent l'écriture ; l'art de Solfier les tons qui composent l'écriture s'appelle lecture.

13

THÉORIE DES PROCÉDÉS

236. Il a été exposé dans la théorie du système général que les courants universels étaient la cause de l'existence des corps, que tout ce qui était capable d'accélérer ces courants produisait l'intension ou l'augmentation des propriétés de ces corps. D'après ce principe, il est aisé de concevoir que s'il était en notre puissance d'accélérer ces courants, nous pourrions, en augmentant[1] l'énergie de la nature, étendre à notre gré dans tous les corps leurs propriétés, et même rétablir celles qu'un accident aurait affaiblies ; mais de même que les eaux d'un fleuve ne peuvent remonter vers leur source pour augmenter la rapidité de leur courant, de même les parties constitutives de la terre, soumises aux lois des courants universels, ne peuvent agir sur la source primitive de leur existence. Si nous ne pouvons agir immédiatement sur les courants universels, n'existe-t-il point pour tous les corps en général des moyens particuliers d'agir les uns sur les autres en accélérant réciproquement entre eux les filières des courants qui traversent les interstices[2].

237. Comme il existe une gravitation générale et réciproque de tous les corps célestes les uns vers les autres, il existe de même une gravitation particulière et réciproque des parties constitutives de la terre vers le tout et de ce tout vers chacune de ces parties, et enfin de toutes ces parties les unes vers les autres ; cette action réciproque de tous les corps s'exerce par les courants rentrants et sortants, d'une manière plus ou moins directe, suivant[3] l'analogie des corps. Ainsi, de tous les corps, celui qui peut agir avec plus d'efficacité sur l'homme est son semblable. Il suffit qu'un

homme soit auprès [en présence] d'un autre homme pour agir sur lui, en provoquant l'intension de ses propriétés.

238. La position respective des deux êtres qui agissent l'un sur l'autre n'est pas indifférente ; pour juger quelle doit être cette position, il faut considérer chaque être comme un tout composé de diverses parties, possédant chacune une forme ou un mouvement tonique particulier ; on conçoit, par ce moyen, que deux êtres ont l'un sur l'autre la plus grande influence possible, lorsqu'ils sont placés de manière que leurs parties analogues agissent les unes sur les autres dans l'opposition la plus exacte. Pour que deux hommes agissent le plus fortement possible l'un sur l'autre, il faut donc qu'ils soient placés en face l'un de l'autre. Dans cette position, ils provoquent l'intension de leurs propriétés d'une manière harmonique et peuvent être considérés comme ne formant qu'un tout. Dans un homme isolé, lorsqu'une partie souffre, toute l'action de la vie se dirige vers elle pour détruire la cause de la souffrance, de même lorsque deux hommes agissent l'un sur l'autre, l'action entière de cette réunion agit sur la partie malade avec une force proportionnelle à l'augmentation de la masse. On peut donc dire en général que l'action du magnétisme s'accroît en raison des masses. Il est possible de diriger l'action du magnétisme plus particulièrement sur telle ou telle partie ; il suffit pour cela d'établir une continuité plus exacte entre les parties que l'on doit toucher et l'individu qui touche. Nos bras peuvent être considérés comme des *conducteurs* propres à établir une continuité.

Il suit donc de ce que nous avons dit sur la position la plus avantageuse de deux êtres agissant l'un sur l'autre, que pour entretenir l'harmonie du tout, on doit toucher la partie droite avec le bras gauche, et réciproquement.

De cette nécessité, il résulte l'opposition des pôles dans le corps humain. Ces pôles, comme on le remarque dans l'aimant, font opposition l'un à l'égard de l'autre : ils peuvent être changés, communiqués, détruits [et] renforcés.

239. Pour concevoir l'opposition des pôles, il faut considérer l'homme comme partagé en deux par une ligne tirée de haut en bas. Tous les points de la partie gauche peuvent être considérés comme les pôles opposés à ceux des points correspondants de la partie droite. Mais l'émission des courants se faisant d'une manière plus sensible par les extrémités, nous ne considérons véritablement comme pôles que ces extrémités. La main gauche sera le pôle opposé de la main droite, et ainsi de suite. Considérant ensuite ces mêmes extrémités comme un tout, ou considérant[4] encore dans

chacune d'elles des pôles opposés, dans la main le petit doigt sera le pôle opposé du pouce, le second [l'indicateur] doigt participera de la vertu du pouce, et le quatrième [l'annulaire participera] de celle du petit doigt, et celui du milieu, semblable au centre ou équateur de l'aimant, sera dénué d'une propriété spéciale. Les pôles du corps humain peuvent être communiqués à des corps animés et inanimés, les uns et les autres en sont plus [ou moins] susceptibles en raison de leur plus ou moins grande analogie avec l'homme, et de la ténuité de leurs parties. Il suffit de déterminer un pôle dans un corps quelconque, pour que le pôle opposé s'établisse immédiatement. On détruit cette détermination en touchant le même corps en sens renversé[5] de celui où on l'a d'abord touché, et l'on renforce le pôle déjà établi en touchant le pôle opposé avec l'autre main.

240. L'action du magnétisme animal peut être renforcée et propagée par des corps animés et inanimés. Comme cette action augmente en raison des masses, plus on ajoutera de corps magnétiques les uns au bout des autres, de manière que les pôles ne se contrarient pas, c'est-à-dire qu'ils se touchent par les pôles opposés, plus on renforcera l'action du magnétisme. Les corps les plus propres à propager et renforcer le magnétisme animal sont les corps animés ; les végétaux viennent ensuite, et dans les corps privés de la vie, le fer et le verre sont ceux qui agissent avec le plus d'intensité[6].

---

1. Brillouët dit *augmenter*.
2. Voici la dernière partie de cet aphorisme d'après Brillouët.
    En accélérant réciproquement entre eux le mouvement du fluide qui traverse les filières qui *enfilent* les interstices des courants.
    Le mot *enfilent* est substitué dans le manuscrit au mot *traversent*.
3. Brillouët dit *les raisons de* au lieu de *suivant*.
4. Brillouët dit : *on considérera encore*.
5. Brillouët dit : *inverse*.
6. Ici s'arrête le manuscrit de M. Brillouët sur les aphorismes de Mesmer. Le reste est de M. Caullet de Veaumorel.

14

OBSERVATIONS SUR LES MALADIES NERVEUSES ET SUR L'EXTENSION DES SENS ET DES PROPRIÉTÉS DU CORPS HUMAIN

241. L'irritabilité exagérée des nerfs, produite par l'aberration de l'harmonie dans le corps humain, est ce qu'on appelle plus particulièrement *maladies nerveuses*.

242. Il y a autant de variétés dans ces maladies qu'on peut supposer de combinaisons entre tous les nombres possibles.

243. 1° L'irritabilité générale peut être augmentée ou diminuée par des nuances infinies.

244. 2° Différents organes peuvent être particulièrement affectés, et privativement à d'autres.

245. 3° On peut concevoir une immensité infinie de rapports résultant de divers degrés dont chacun de ces organes peut être affecté particulièrement.

246. Un observateur soigneux et attentif trouvera dans les phénomènes sans nombre que produisent les maladies nerveuses une source d'instructions ; c'est dans ces maladies qu'il peut aisément étudier les propriétés et les facultés du corps humain.

247. C'est encore dans ces maladies qu'il peut se persuader par les faits combien nous sommes dépendants de l'action de tous les êtres qui nous environnent, et comment aucun changement dans ces êtres ou dans leurs rapports entre eux ne peut jamais nous être absolument indifférent.

248. L'extension des propriétés et des facultés de nos organes, étant considérablement augmentée dans ces sortes de maladies, doit nous mettre à même de reculer le terme de nos connaissances, en nous donnant à connaître une multitude d'impressions dont sans cela nous n'aurions aucune idée.

249. Pour bien concevoir tout ce que je vais dire et pouvoir l'apprécier, il faut se rappeler le mécanisme des sensations suivant mes principes.

250. La faculté de sentir avec impression est dans l'homme le résultat de deux conditions principales, l'une externe, l'autre interne. La première est le degré d'intensité avec lequel un objet extérieur agit sur nos organes ; la seconde est le degré de susceptibilité avec lequel l'organe reçoit l'action d'un objet extérieur.

251. Si l'action d'un objet extérieur sur un de nos organes est comme deux, et que cet organe soit susceptible de ne transmettre l'idée d'une action que comme trois, alors il est clair que je ne dois avoir aucune connaissance des objets dont l'action est comme deux. Mais si, par un moyen quelconque, je parvenais à rendre mon organe susceptible d'apprécier les actions comme deux, ou bien que je fisse que les objets agissent naturellement comme trois, il est clair que dans ces deux cas l'action de ces objets me deviendrait également sensible, d'inconnue qu'elle était.

252, Jusqu'à présent, l'intelligence humaine n'a encore songé à porter plus loin l'extérieur de nos sens qu'en augmentant la condition des sensations, c'est-à-dire en augmentant l'*internité* de l'action que ces objets exercent sur nous. C'est ce qu'on a fait pour la vue, par l'invention de lunettes, microscopes et des télescopes. Par ce moyen, nous avons percé la nuit qui nous cachait un univers entier et d'infiniment petits et d'infiniment grands.

253. Combien la philosophie n'a-t-elle pas profité de cette ingénieuse découverte ! Que d'absurdités n'a-t-elle pas démontrées dans les anciens systèmes sur la nature des corps ! et que de vérités nouvelles n'a-t-elle pas fait apercevoir à l'œil attentif d'un observateur !

254. Qu'eussent produit les génies de Descartes, de Galilée, de Newton, Kepler, Buffon, sans l'extension de l'organe de la vue ? Peut-être de grandes choses mais l'astronomie et l'histoire naturelle seraient encore au point où, ils les ont trouvées.

255. Si l'extension d'un sens a pu produire une révolution considérable dans nos connaissances, quel champ plus vaste encore va s'ouvrir à notre observation, si, comme je le pense, l'extension des facultés de chaque sens,

de chaque organe peut être portée aussi loin et même plus que les lunettes n'ont porté l'extension de la vue ; si cette extension peut nous mettre à portée d'apprécier une multitude d'impressions qui nous restaient inconnues, de comparer ces impressions, de les combiner, et par là de parvenir à une connaissance intime et particulière des objets qui les produisent, de la forme de ces objets, de leurs propriétés, de leurs rapports entre eux, et des particules même qui les constituent.

256. Dans l'usage ordinaire, nous ne jugeons de rien que par le concours des impressions combinées de tous nos sens. On pourrait dire que nous sommes, par rapport aux objets que l'extension d'un sens nous a fait apercevoir, comme un individu privé de tous ses sens, excepté de la vue, serait à l'égard de tout ce qui nous environne. Certainement si un être aussi dénué pouvait exister, la sphère de ses connaissances serait très rétrécie, et nous pouvons penser qu'il n'aurait pas la même idée que nous des objets les plus sensibles.

257. Supposez que l'on rende successivement à cet être imbécile chacun des sens qu'il n'avait pas, quelle foule de découvertes ne ferait-il pas à l'instant ! Chaque impression qu'un même objet lui produirait sur un autre organe lui fournirait une nouvelle idée de cet objet. Il serait bien difficile de lui faire comprendre que ces idées diverses appartiennent au même objet. Il faudrait auparavant qu'il les combinât, qu'il en vérifiât les résultats par nombre d'expériences ; dans l'enfance de ses facultés, cet homme serait peut-être plus d'un mois avant de pouvoir apprécier ce que c'est qu'une bouteille, un chandelier, etc., pour s'en faire la même idée que nous.

258. Toutes les impressions légères que produit sur nous l'action des corps qui nous environnent, sont par rapport à notre état habituel beaucoup moins connues de nous, que ne serait la bouteille à l'homme dont je viens de parler. Les propriétés de nos organes, dans l'harmonie nécessaire pour constituer l'homme, n'ont pour chacun d'eux qu'un certain degré d'extension, au-delà duquel nous ne savons rien apprécier.

259. Mais lorsque par une *perdition* des facultés dans quelques parties, les propriétés d'un autre organe se trouvent portées à un certain point d'extension, nous devenons alors susceptibles d'apprécier et de connaître des impressions qui nous étaient absolument inconnues. C'est ce qu'on remarque à tout moment en observant les individus attaqués de maladies nerveuses.

260. Quantité d'impressions dont ils ont alors la connaissance sont absolument neuves pour eux ; d'abord ils sont étonnés, effrayés ; mais bientôt, par l'habitude, ils se familiarisent avec elles, et parviennent quelquefois à s'en servir pour leur utilité du moment, comme nous nous servons des connaissances que l'expérience nous donne en état de santé. Ainsi, c'est à tort que l'on taxe de fantaisies toutes les singularités que l'on remarque dans la manière de faire de ces individus ; ce qui les meut, ce qui les détermine est une cause aussi réelle que les causes qui déterminent l'action de l'homme le plus raisonnable. Il n'existe de différence que dans la mobilité de ces êtres qui les rend insensibles à une foule d'impressions qui nous sont inconnues.

261. Ce qu'il y a de fâcheux pour la commodité de notre instruction, c'est que ces personnes sujettes aux crises perdent presque toujours la mémoire de leurs impressions en revenant dans l'état ordinaire ; sans cela, si elles en conservaient l'idée parfaite, elles nous feraient elles-mêmes toutes les observations que je vous propose, avec plus de facilité que moi ; mais ce que ces personnes ne peuvent nous retracer en l'état ordinaire, ne pouvons-nous pas nous en informer d'elles-mêmes quand elles sont en état de crise ? Si ce sont de véritables sensations qui les déterminent, elles doivent, lorsqu'elles sont en état de les apprécier et de raisonner, en rendre un compte aussi exact que celui que nous pourrions rendre nous-mêmes de tous les objets qui nous affectent actuellement.

262. Je sais que ce que j'avance doit paraître exagéré, impossible, aux personnes que les circonstances n'ont pu mettre à portée de faire ces observations ; mais je les prie de suspendre encore leur jugement. Ce n'est pas sur un seul fait que j'appuie mon opinion. La singularité de ces faits m'a porté à ajouter preuve sur preuve pour m'assurer de leur réalité.

263. Je pense donc qu'il est possible, en étudiant les personnes nerveuses, sujettes aux crises, de se faire rendre par elles-mêmes un compte exact des sensations qu'elles éprouvent. Je dis plus, c'est qu'avec du soin et de la constance on peut, en exerçant en elles cette faculté d'expliquer ce qu'elles ressentent, perfectionner leur manière d'apprécier ces nouvelles sensations, et pour ainsi dire, faire leur éducation pour cet état. C'est avec ces sujets ainsi dressés qu'il est satisfaisant de travailler à s'instruire de tous les phénomènes qui résultent de l'irritabilité exagérée de nos sens. Au bout d'un certain temps, il arrive d'ailleurs que l'observateur attentif devient lui-même susceptible d'apprécier quelques-unes des sensations que ces individus éprouvent par la comparaison, souvent répétée, de ses propres

impressions avec celles de la personne en crise. L'usage de cette propriété, qui est en nous, peut être considéré comme un art difficile à la vérité, mais qu'il est cependant possible d'acquérir, comme les autres, par l'étude et l'application.

264. J'en parlerai plus en détail dans un autre temps. Parlons des divers phénomènes que j'ai remarqués dans les personnes en crise ; tout autre pourra les vérifier lorsqu'il se trouvera dans des circonstances semblables à celles où je me suis trouvé placé.

265. Dans les maladies nerveuses, lorsque, dans un état de crise, l'irritabilité se porte en plus grande quantité sur la rétine, l'œil devient susceptible d'apercevoir les objets microscopiques. Tout ce que l'art de l'opticien a pu imaginer ne peut approcher de ce degré de perception. Les ténèbres les plus obscures conservent encore assez de lumières pour qu'il puisse, en rassemblant une quantité suffisante de rayons, distinguer les formes des différents corps et déterminer leurs rapports. Ils peuvent même distinguer des objets à travers des corps qui nous paraissent opaques, ce qui prouve que l'opacité dans les corps n'est pas une qualité particulière, mais une circonstance relative au degré d'irritabilité de nos organes.

266. Une malade que j'ai traitée, et plusieurs autres que j'ai observées avec soin, m'ont fourni nombre d'expériences à cet égard.

267. L'une d'elles apercevait les pores de la peau d'une grandeur considérable ; elle en expliquait la structure conformément à ce que le microscope nous en fait connaître. Mais elle allait plus loin. Cette peau lui paraissait un crible ; elle distinguait à travers la texture des muscles sur les endroits charnus et la jonction des os dans les endroits dépourvus de chair ; elle expliquait tout cela d'une manière fort ingénieuse, et quelquefois elle s'impatientait de la stérilité et de l'insuffisance de nos expressions pour rendre ses idées. Un corps opaque très mince ne l'empêchait pas de distinguer les objets ; il ne faisait que diminuer sensiblement l'impression qu'elle en recevait, comme ferait un verre sale pour nous.

268. C'est aussi pourquoi elle y voyait encore mieux que moi, ayant les paupières baissées, et maintes fois dans cet état, pour vérifier la réalité de ce qu'elle me disait, je lui ai fait porter la main sur tel ou tel objet sans qu'elle se soit jamais trompée.

269. C'est cette même personne qui, dans l'obscurité, apercevait tous les pôles du corps humain éclairés d'une vapeur lumineuse ; ce n'était pas du

feu, mais l'impression que cela faisait sur ses organes lui donnait une idée approchante, qu'elle ne pouvait exprimer que par le mot *lumière*.

270. J'observais simplement qu'il ne faut considérer tout ce qu'elle disait des variétés qu'elle observait, que comme l'impression particulière que ces pôles faisaient sur l'organe de la vue, et non comme l'idée finie qu'on doit en prendre.

271. C'est dans cet état qu'il est infiniment curieux de vérifier tous les principes que j'ai donnés dans ma théorie des pôles du corps.

272. Si je n'eusse rien su, et que le hasard m'eût fait tenter cette expérience, cette dame me l'aurait enseignée.

273. De ma tête, elle apercevait les yeux et le nez. Les rayons lumineux qui partent des yeux font se réunir ordinairement à ceux du nez pour les renforcer, et de là le tout se dirige vers la pointe la plus proche qu'on lui oppose. Cependant, si je veux considérer mes objets de côté, sans tourner la tête, alors les deux rayons des yeux quittent le bout de mon nez pour se porter dans la direction que je leur commande.

274. Chaque pointe des cils, des sourcils et des cheveux donne une faible lumière ; le cou paraît un peu lumineux, la poitrine un peu éclairée; si je lui présente mes mains, le pouce se fait aussitôt remarquer par une lumière vive, le petit doigt l'est moitié moins, le second et le quatrième ne paraissent qu'éclairés d'une lumière empruntée ; le doigt du milieu est obscur, la paume de la main est aussi lumineuse.

Passons à d'autres observations.

275. Si l'irritabilité exagérée se porte sur d'autres organes, ils deviennent, de même que la vue, susceptibles d'apprécier les impressions les plus légères, analogues à leur constitution, lesquelles leur étaient totalement inconnues auparavant.

276. Voilà le vaste champ d'observations qui nous est ouvert ; mais il est bien difficile à défricher. Ici l'art nous abandonne ; il ne nous fournit aucun moyen de vérifier par la comparaison ce que nous apprennent des personnes en crise.

277. Nous n'avons que de très mauvais microscopes d'oreille ; nous n'en avons d'aucune espèce pour l'odorat ni pour le tact, et plus encore, nous n'avons aucune habitude pour apprécier les résultats provenant de la comparaison de tous ces sens perfectionnés, résultats qui doivent être variés à l'infini.

278. Mais si l'art nous abandonne, la nature nous reste, elle nous suffit. L'enfant qui vient au monde avec tous ses organes en ignore ses ressources ; en développant successivement ses facultés, la nature lui en montre l'usage ; cette éducation se fait sans système ; elle est soumise aux circonstances. L'instruction que je propose doit se faire de même ; c'est en renonçant à toute espèce de routine qu'il faut s'abandonner à l'observation simple que les circonstances fournissent. D'abord vous n'apercevrez qu'un étang immense, vous ne distinguerez rien ; mais, petit à petit, le jour se lèvera pour vous, et la sphère de vos connaissances s'augmentera en même temps que la perception des objets.

279. Souvent les personnes en crise sont tourmentées par un bruit qui les étourdit, qu'elles caractérisent tel qu'il est réellement, sans qu'en approchant de beaucoup plus près qu'elles de la cause qui produit ce bruit, vous puissiez en avoir la conscience.

280. J'ai beaucoup observé une personne, affectée de maladies nerveuses, qui ne pouvait pas entendre le son du cor sans tomber dans les crises les plus fortes. Souvent je l'ai vue se plaindre de ce qu'elle en entendait un, et finir par tomber dans des convulsions très fortes, en disant qu'il approchait, et ce n'était quelquefois qu'au bout d'un quart d'heure que je pouvais le distinguer.

281. On observera les mêmes phénomènes pour le goût. Sur vingt mets qu'on se sera appliqués à faire d'une fadeur extrême, une personne en crise, dont l'irritabilité sera considérablement augmentée sur la langue et le palais, apercevra dans ces mots une variété de saveur et de goût.

282. Je connais une personne très spirituelle dont les nerfs sont très irritables, qui ayant uniquement sur la langue cette irritation et conservant sa tête, m'a dit plusieurs fois : « En mangeant cette petite croûte de pain, grosse comme la tête d'une épingle, il me semble que je tiens une bouchée considérable, et d'une saveur exquise ; mais ce qu'il y a de bien singulier, non seulement je sens la saveur d'un bon morceau de pain, mais je sens séparément le goût de toutes les particules qui le composent, l'eau, la farine, tout enfin, me produit une multitude de sensations que je ne puis exprimer, et qui me donnent des idées qui se succèdent avec une rapidité extrême, mais qui ne sont appréciables par des mots. »

283. L'odorat est peut-être encore plus susceptible d'une grande extension de faculté que le goût. J'ai vu sentir les odeurs les plus légères à des distances très éloignées et même à travers des portes de cloisons. D'autres fois, des personnes dont l'odorat est sensible distinguent toutes les

diverses odeurs primitives que le parfumeur avait employées à composer un parfum.

284. Mais de tous les sens, celui qui nous présente le plus de phénomènes à observer, c'est celui dont on a eu jusqu'à présent le moins de connaissances, le tact.

15

PROCÉDÉS DU MAGNÉTISME ANIMAL

285. On a vu par la doctrine que tout se touche dans l'univers, au moyen d'un fluide universel dans lequel tous les corps sont plongés.

286. Il se fait une circulation continuelle qui établit la nécessité des courants rentrants et sortants.

287. Pour les établir et les fortifier sur l'homme, il est plusieurs moyens. Le plus sûr est de se mettre en opposition avec la personne que l'on veut toucher, c'est-à-dire en face, de manière que l'on présente le côté droit au côté gauche du malade. Pour se mettre en harmonie avec lui, il faut d'abord mettre les mains sur les épaules, suivre tout le long des bras jusqu'à l'extrémité des doigts, en tenant le pouce du malade pendant un moment ; recommencer deux ou trois fois, après quoi vous établissez des courants depuis la tête jusqu'aux pieds ; vous cherchez encore la cause et le lieu de la maladie et de la douleur ! le malade vous indique celui de la douleur et souvent sa cause ; mais plus ordinairement c'est par le toucher et le raisonnement que vous vous assurez du siège et de la cause de la maladie et de la douleur, qui, dans la plus grande partie des maladies, réside dans le côté opposé à la douleur, surtout dans les paralysies, rhumatismes et autres de cette espèce.

288. Vous étant bien assuré de ce préliminaire, vous touchez constamment la cause de la maladie, vous entretenez les douleurs symptomatiques jusqu'à ce que vous les ayez rendues critiques ; par là, vous secondez l'ef-

fort de la nature contre la cause de la maladie et vous l'amenez à une crise salutaire, seul moyen de guérir radicalement. Vous calmez les douleurs que l'on appelle symptômes symptomatiques, et qui cèdent au toucher sans que cela agisse sur la cause de la maladie, ce qui distingue cette sorte de douleur de celles que nous nommons simplement symptomatiques et qui s'irritent d'abord par le toucher, pour se terminer par une crise après laquelle le malade se trouve soulagé, et la cause de la maladie diminuée.

289. Le siège de presque toutes les maladies est ordinairement dans les viscères du bas-ventre ; l'estomac, la rate, le foie, l'épiploon, le mésentère, les reins, etc., et chez les femmes dans la matrice et ses dépendances. La cause de toutes ces maladies ou l'aberration est un engorgement, une obstruction, une gêne ou suppression de circulation dans une partie, qui, comprimant les vaisseaux sanguins ou lymphatiques, et surtout les rameaux de nerfs plus ou moins considérables, occasionnent un spasme ou une tension dans les parties où ils aboutissent, et surtout dans celles dont les fibres ont moins d'élasticité naturelle, comme dans le cerveau, le poumon, etc., ou dans celles où circule un fluide avec lenteur et épaississement, comme la synovie, destinée à faciliter le mouvement des articulations. Si ces engorgements compriment un tronc de nerfs ou un rameau considérable, le mouvement et la sensibilité des parties auxquelles il correspond est entièrement supprimé, comme dans l'apoplexie, la paralysie, etc., etc.

290. Outre cette raison de toucher d'abord les viscères pour découvrir la cause de la maladie, il en est une autre plus déterminante : les nerfs sont les meilleurs conducteurs du magnétisme qui existent dans le corps, ils sont en si grand nombre dans ces parties, que plusieurs physiciens y ont placé le siège des sensations de l'âme ; les plus abondants et les plus sensibles sont : le centre nerveux du diaphragme, les plexus stomachique, ombilical, etc. Cet amas d'une infinité de nerfs correspond avec toutes les parties du corps.

291. On touche, dans la position ci-devant indiquée, avec le pouce et l'indicateur, ou avec la paume de la main, ou avec un doigt seulement renforcé par l'autre, en décrivant une ligne sur la partie que l'on veut toucher, et en suivant, le plus qu'il est possible, la direction des nerfs, ou enfin avec les cinq doigts ouverts et recourbés. Le toucher à une petite distance de la partie est plus fort, parce qu'il existe un courant entre la main ou le conducteur et le malade.

292. On touche médiatement avec avantage, en se servant d'un conducteur étranger. On se sert le plus communément d'une petite baguette, longue de dix à quinze pouces, de forme conique et terminée par une pointe tronquée ; la base est de trois, cinq ou six lignes, et la pointe d'une à deux. Après le verre, qui est le meilleur conducteur, on emploie le fer, l'acier, l'or, l'argent, etc., en préférant le corps le plus dense, parce que les filières, étant plus rétrécies et plus multipliées, donnent une action proportionnée à la moindre largeur des interstices. Si la baguette est aimantée, elle a plus d'action ; mais il faut observer qu'il est des circonstances, comme dans l'inflammation des yeux, le trop grand éréthisme, etc., où elle peut nuire ; il est donc prudent, d'en avoir deux. L'on magnétise avec une canne ou tel autre conducteur, en faisant attention que si c'est avec un corps étranger, le pôle est changé et qu'il faut toucher différemment, c'est-à-dire de droite à droite et de gauche à gauche.

293. Il est bon aussi d'opposer un pôle à l'autre, c'est-à-dire que si on touche la tête, la poitrine, le ventre, etc., avec la main droite, il faut opposer la gauche dans la partie postérieure, surtout dans la ligne qui partage le corps en deux parties, c'est-à-dire depuis le milieu du front jusqu'au pubis, parce que le corps représentant un aimant, si vous avez établi le nord à droite, la gauche devient sud, et le milieu équateur, qui est sans action prédominante ; vous y établissez des pôles en opposant une main à l'autre.

294. On renforce l'action du magnétisme en multipliant les courants sur le malade. Il y a beaucoup plus d'avantages à toucher en face que de toute autre manière, parce que les courants émanant de nos viscères et de toute l'étendue des corps établissent une circulation avec le malade ; la même raison prouve l'utilité des arbres, des cordes, des fers et des chaînes, etc.

295. Un bassin se magnétise de la même manière qu'un bain, en plongeant la canne ou tel autre conducteur dans l'eau, pour y établir un courant, en l'agitant en ligne droite ; la personne qui sera placée vis-à-vis en ressentira l'effet. Si le bassin est grand, on établira quatre points, qui seront les quatre points cardinaux ; l'on tracera une ligne dans l'eau, en suivant le bord du bassin de l'est au nord, et de l'ouest au même point ; on répétera la même chose pour le sud ; plusieurs personnes pourront être placées autour de ce bassin et y éprouver des effets magnétiques ; si elles sont en grand nombre, on tracera plusieurs rayons aboutissant à chacune d'elles, après avoir agité la masse d'eau autant qu'il sera possible.

296. Un baquet est une espèce de cuve ronde, carrée ou ovale, d'un diamètre proportionné au nombre des malades que l'on veut traiter. Des

douves épaisses, assemblées, peintes et jointes de manière à pouvoir contenir de l'eau, profondes d'environ un pied, la partie supérieure plus large que le fond d'un ou deux pouces, recouvertes d'un couvercle en deux pièces, dont l'assemblage est enchâssé dans la cuve, et le bord appuyé immédiatement sur celui de la cuve auquel il est assujetti par de gros clous à vis ; dans l'intérieur vous rangez des bouteilles en rayons convergents de la circonférence au centre ; vous en placez d'autres couchées dans tout le tour, le cul appuyé contre la cuve, une seule de hauteur, en laissant entre elles l'espace nécessaire à recevoir le goulot d'une autre ; cette première disposition faite, vous posez dans le milieu du vase une bouteille droite ou couchée d'où partent tous les rayons, que vous formez d'abord avec des demi-bouteilles, ensuite avec des grandes, quand la divergence le permet ; le cul de la première est au centre, son col entre dans le cul de la suivante, de manière que le goulot de la dernière aboutit à la circonférence. Ces bouteilles doivent être remplies d'eau, bouchées et magnétisées de la même manière ; il serait à désirer que ce fût par la même personne. Pour donner plus d'activité au baquet, on met un second et un troisième lit de bouteilles sur le premier ; mais communément on en fait un second qui, partant du centre, recouvre le tiers, la moitié ou les trois quarts du premier. On remplit ensuite la cuve d'eau à une certaine hauteur, mais toujours assez pour couvrir toutes les bouteilles ; l'on peut y ajouter de la limaille de fer, du verre pilé et autres corps semblables, sur lesquels j'ai différents sentiments.

297. On fait aussi des baquets sans eau, en remplissant l'intervalle des bouteilles avec du verre, de la limaille, du mâchefer et du sable. Avant de mettre l'eau ou les autres corps, on marque sur le couvercle les endroits où doivent être faits les trous destinés à recevoir les fers qui doivent aboutir entre les culs des premières bouteilles, à quatre ou cinq pouces de la paroi du baquet. Les fers sont des espèces de tringles faites d'un fer assoupli, qui entrent en droite ligne presque jusqu'au fond du baquet, et sont repliées à leur sortie, de façon qu'elles puissent aboutir en une pointe obtuse à la partie que l'on veut toucher, comme le front, l'oreille, l'œil, l'estomac, etc., etc.

298. De l'intérieur ou de l'extérieur du baquet part, attachée à un fer, une corde très ample, que les malades appliquent sur la partie dont ils souffrent ; ils forment des chaînes en tenant cette corde., et appuyant le pouce gauche sur le droit, ou le droit sur le gauche de son voisin, de manière que l'intérieur d'un pouce touche l'autre. Ils s'approchent le plus qu'ils peuvent, pour se toucher par les cuisses, les genoux, les pieds, et ne

forment, pour ainsi dire, qu'un corps contigu dans lequel le fluide magnétique circule continuellement, et est renforcé par tous les différents points de contact, auxquels ajoute encore la position des malades, qui sont en face les uns des autres. On a aussi des fers assez longs pour aboutir à ceux du second rang par l'intervalle de ceux du premier.

299. On fait de petits baquets particuliers, nommés boîtes magiques ou magnétiques, à l'usage des malades qui ne peuvent point aller au traitement, ou qui, par la nature de leur maladie, ont besoin d'un traitement continuel. Ces boîtes sont plus ou moins composées ; les plus simples ne contiennent qu'une bouteille couchée et remplie d'eau ou de verre pilé, renfermée dans une boîte d'où part ou une verge ou une corde. Une simple bouteille isolée, et que l'on applique sur la partie, vaut encore mieux. On peut en placer plusieurs sous un lit, droites et contenant des fers luttés dans le goulot, qui produiront un effet très sensible. Les boîtes les plus ordinaires sont des coffrets en carré long, hauts et longs en proportion de ce qu'ils doivent contenir. La hauteur ne doit pas excéder ordinairement celle des couchettes, qui est de dix à douze pouces. On y place quatre ou un plus grand nombre de bouteilles à volonté, préparées et rangées comme celles du baquet. Si la boîte est destinée à être mise sous un lit, on prend des demi-bouteilles, remplies une moitié d'eau, et l'autre de verre. Celles remplies d'eau sont bouchées, celles qui le sont de verre sont armées d'un petit conducteur en fer, partant de la bouteille, dans le col de laquelle il est scellé et excède d'un pouce le couvercle de la boîte qu'il traverse ; l'intervalle des bouteilles se remplit de verre pilé ou sec ou humecté ; une corde entortillée autour du goulot de chaque bouteille les fait communiquer ensemble et sort de la boîte par un trou fait aux parois. Le couvercle est à coulisse, et fixé par une vis. On place cette boîte sous le lit, et les cordes qui en sortent de droite et de gauche sont amenées sur le lit ou entre les draps, ou sur les couvertures, jusqu'au malade.

300. Les boîtes qui doivent servir dans le jour se font avec des bouteilles remplies d'eau ou de verre, préparées et couchées comme dans les grands baquets ; l'on y peut mettre une corde et des fers et en faire un baquet de famille.

301. Plus la matière qui remplit ces bouteilles est dense, plus elle est active. Si l'on pouvait les remplir avec du mercure, elles jouiraient de beaucoup plus d'action.

302. Il est plusieurs moyens d'augmenter le nombre et l'activité des courants. Si vous voulez toucher un malade avec force, réunissez dans son

appartement le plus de personnes possible, établissez une chaîne qui parte du malade et aboutisse au magnétisant ; une personne adossée à lui ou la main sur son épaule augmente son action. Il est une infinité d'autres moyens impossibles à détailler, comme le son, la musique, la vue, les glaces, etc.

303. Le courant magnétique conserve encore quelque temps son effet après être sorti du corps, à peu près comme le son d'une flûte qui diminue en s'éloignant. Le magnétisme, à une certaine distance, produit plus d'effet que lorsqu'il est appliqué immédiatement.

304. Après l'homme, les animaux, ce sont les végétaux et surtout les arbres qui sont les plus susceptibles du magnétisme animal. Pour magnétiser un arbre sous lequel vous voulez établir un traitement, vous en choisissez un jeune, vigoureux, branchu, sans nœuds autant qu'il est possible, et à fibres droites. Quoique toute espèce d'arbuste puisse servir, les plus denses, comme le chêne, l'orme, le charme, sont à préférer. Votre choix fait, vous vous mettez à une certaine distance du côté du sud, vous établissez un côté droit et un côté gauche qui forment les deux pôles, et la ligne de démarcation du milieu, l'équateur. Avec le doigt, le fer ou une canne, vous suivez depuis les feuilles les ramifications et les branches ; après avoir amené plusieurs de ces lignes à une branche principale, vous conduisez les courants au tronc jusqu'aux racines. Vous recommencez jusqu'à ce que vous ayez magnétisé tout le côté ; ensuite vous magnétisez l'autre de la même manière et avec la même main, parce que les rayons sortant du conducteur en divergence se convergent à une certaine distance, et ne sont pas sujets à la répulsion ; le nord se magnétise par les mêmes procédés. Cette opération faite, vous vous rapprochez de l'arbre, et après avoir magnétisé les racines, s'il en existe de visibles, vous l'embrassez et lui présentez tous vos pôles successivement. L'arbre jouit alors de toutes les vertus du magnétisme. Les personnes saines, en restant quelque temps auprès ou en le touchant, pourront en ressentir l'effet, et les malades, ceux surtout déjà magnétisés, le ressentiront violemment et éprouveront des crises. Pour y établir un traitement, vous attachez des cordes à une certaine hauteur, au tronc et aux principales branches, plus ou moins nombreuses et plus ou moins longues à proportion des personnes qui doivent s'y rassembler et qui, la face tournée à l'arbre et placées circulairement, soit sur des sièges, soit sur de la paille, les mettront autour des parties souffrantes comme au baquet, y feront des chaînes le plus fréquemment possible, et y éprouveront des crises comme au baquet, mais bien plus douces ; l'effet curatif en est bien plus prompt et plus actif en proportion

du nombre des malades, qui en augmente l'énergie en multipliant les courants, les forces et les contacts. Le vent agitant les branches de l'arbre ajoute à son action. Il en est de même d'un ruisseau ou d'une cascade, si l'on est assez heureux pour en rencontrer dans l'endroit que l'on aura choisi. Si plusieurs arbres s'avoisinent, on les magnétisera et on les fera communiquer par des cordes qui iront de l'un à l'autre. Les malades trouveront aux arbres une odeur qu'ils ne peuvent définir, qui leur est très désagréable, qu'ils conservent quelque temps après les avoir quittés, et qu'ils ressentent en y revenant. On ne peut pas assurer combien de temps un arbre conserve le magnétisme. On croit que cela peut aller jusqu'à plusieurs mois ; le plus sûr est de le renouveler de temps en temps.

305. Pour magnétiser une bouteille, vous la prenez par les deux extrémités, que vous frottez avec les doigts, en ramenant le mouvement au bord. Vous écartez la main successivement de ces deux extrémités en comprimant pour ainsi dire le fluide ; vous prenez un verre ou un vase quelconque de la même manière, et vous magnétisez ainsi le fluide qu'il contient, en observant de le présenter à celui qui doit le boire en le tenant entre le pouce et le petit doigt, et faisant boire dans cette direction ; le malade y trouve un goût qui n'existerait pas s'il buvait dans le sens opposé.

306. Une fleur, un corps quelconque, est magnétisé par l'attouchement fait avec principes et intention.

307. En frottant les deux extrémités d'une baignoire avec les doigts, la baguette ou la canne, les descendant jusqu'à l'eau dans laquelle on décrit une ligne dans la même direction et répétant plusieurs fois, on magnétise un bain. On peut encore agiter l'eau en différents sens, en insistant toujours sur la ligne décrite, dont le grand courant réunit les petits qui l'avoisinent et en est renforcé ; si le malade étant dans le bain trouve l'eau trop froide, on y plonge une canne, on y dirige un courant par le frottement ; cette action fait éprouver au malade une sensation de chaleur qu'il attribue à celle de l'eau.

Dans les endroits où il y a un baquet ou des arbres, on amène une corde qui supplée à toutes les autres préparations ; si on ne peut magnétiser par soi-même, je pense que plusieurs bouteilles remplies d'eau magnétisée, et mises dans le bain suivant la direction du corps, pourront produire le même effet. Un peu de sel marin jeté dans le bain en augmente la *tonicité*.

308. Dans le centre du baquet, on pourrait placer un vase de verre cylindrique ou d'une autre forme, qui présenterait une ouverture dans le dessus propre à recevoir un conducteur qui viendrait ou du dehors de

l'appartement ou de l'intérieur ; une tringle en fer, longue à proportion, de la hauteur du plancher, dont l'extrémité inférieure se terminerait en entonnoir ou en *digitation*, aboutirait par un trou fait à l'ouverture du baquet, où elle serait scellée à celle du vase de verre, dont le pourtour serait percé de plusieurs trous latéraux qui communiqueraient avec les rayons des bouteilles ; le conducteur pourrait aussi être de verre.

16

NOTIONS GÉNÉRALES SUR LE TRAITEMENT MAGNÉTIQUE

309. Il n'y a qu'une maladie et qu'un remède. La parfaite harmonie de tous nos organes et de leurs fonctions constitue la santé. La maladie n'est que l'aberration de cette harmonie. La curation consiste donc à rétablir l'harmonie troublée. Le remède général est l'application du magnétisme par les moyens désignés. Le mouvement est augmenté ou diminué dans le corps, il faut donc le tempérer ou l'exciter. C'est sur les solides que porte l'effet du magnétisme ; l'action des viscères étant le moyen dont se sert la nature pour préparer, triturer, assimiler les humeurs, ce sont les fonctions de ces organes qu'il faut rectifier. Sans proscrire entièrement les remèdes, soit internes, soit externes, il faut les employer avec beaucoup de ménagements, parce qu'ils sont contraires ou inutiles ; contraires, en ce que la plus grande partie ont beaucoup d'âcreté, et qu'ils augmentent l'irritation, le spasme et d'autres effets contraires à l'harmonie qu'il faut rétablir et entretenir, tels que les purgatifs violents, les diurétiques chauds, les apéritifs, les vésicatoires et tous les épispastiques ; inutiles, parce que les remèdes reçus dans l'estomac et les premières voies y éprouvent la même élaboration que les aliments, dont les parties analogues à nos humeurs y sont assimilées par la chylification, et les hétérogènes sont expulsées par les excrétions.

310. Le fluide magnétique n'agissant pas sur les corps étrangers ni sur ceux qui sont hors du système vasculeux, quand l'estomac contient de la saburre, de la putridité, delà bile surabondante ou viciée, on a recours à l'émétique ou aux purgatifs.

311. Si l'acide domine, on donne des absorbants, tels que la magnésie[1] ; si c'est de l'alcali, on prescrit les acides, comme la crème de tartre[2]. Si on veut les administrer comme purgatifs, il faut les donner à la dose d'une ou deux onces. À une moindre dose, ils ne sont qu'altérants et propres à neutraliser les acides ou les alcalis, et à en procurer l'évacuation par une voie quelconque. Comme l'alcali domine plus souvent que l'acide, on prescrit ordinairement le régime acide, la salade, la groseille, la cerise, la limonade, les sirops acides, l'oxycrat léger, etc., etc.

312. La diminution du mouvement et des forces étant la cause de la plus grande partie des maladies, non seulement on n'ordonne point de diète, mais on engage les malades à prendre de la nourriture. Après le régime dont on vient de parler, les aliments que les malades désirent sont ceux qu'on leur permet ; il est rare que la nature les trompe.

313. Le vin violent, les liqueurs, le café, les aliments très chauds par eux-mêmes ou par leurs ingrédients sont défendus, ainsi que le tabac, dont l'impression irritante est propagée par la membrane pituitaire dans la gorge, la poitrine, la tête, et occasionne des crispations contraires à l'harmonie. La boisson ordinaire sera de bon vin étendu de beaucoup d'eau, de l'eau pure ou acidulée ; les lavements et les bains sont souvent utiles : on use des saignées dans l'inflammation ou disposition inflammatoire, ou dans la pléthore vraie ou fausse.

314. N'étant point dans l'intention de donner une histoire générale des maladies et de leur traitement, on citera seulement celles qui se présentent le plus souvent à traiter par le magnétisme et la façon de l'appliquer, d'après les observations faites surtout au traitement de M. le marquis de Tissard, à Beaubourg.

315. Dans l'épilepsie, on touche la tête, soit sur le sommet, soit sur la racine du nez, d'une main, et la nuque de l'autre. On cherche dans les viscères la cause première, qui s'y rencontre assez ordinairement ; par le double attouchement, on résout les obstructions dans ces viscères et l'engorgement qui se trouve dans le cerveau des épileptiques dont on a fait l'ouverture, et l'on met en jeu presque tout le système nerveux. La catalepsie se traite de même.

316. Dans l'apoplexie, le toucher se porte sur les principaux organes, comme la poitrine, l'estomac, surtout à l'endroit que l'on nomme le creux, au-dessous du cartilage *xiphoïde*, lieu où se trouve le centre nerveux du diaphragme, qui réunit une infinité de nerfs. On touche aussi par opposition l'épine du dos, en suivant le grand intercostal, situé à un pouce ou

deux de l'épine, depuis le col jusqu'au bas du tronc. Il faut insister jusqu'à ce qu'on obtienne une crise et réunir tous les moyens d'augmenter l'intensité du magnétisme, soit par le fer, soit par la chaîne que vous formez avec le plus de personnes que vous pouvez rassembler. Le malade rendu aux impressions ordinaires, et la crise obtenue, l'état des premières voies et la cause de la maladie vous indiqueront ce qu'il conviendra de faire, et si les évacuants doivent être employés.

317. Dans les maladies des oreilles, le malade met la corde autour de la tête, un fer du baquet dans l'oreille, avec la baguette dans la bouche pour la surdité, comme chez les paralytiques où la parole est empêchée et chez les muets, et l'attouchement se fait en mettant l'extrémité des pouces dans l'oreille, en écartant les autres doigts et les présentant au courant du fluide magnétique, ou en ramassant à une certaine distance les courants, et les ramenant avec la paume de la main contre la tête, où on laisse la main appliquée pendant quelque temps.

318. Les maladies des yeux se traitent aussi avec le fer ou le bout des doigts, qu'on présente sur la partie et qu'on promène sur le globe et les paupières, et la baguette, surtout dans les taies. Il faut toucher très légèrement dans le cas d'inflammation.

319. On touche médiatement la teigne en bassinant, soir et matin, avec l'eau magnétisée, la corde à la tête.

320. Les tumeurs de toute espèce, les engorgements lymphatiques et sanguins, les plaies, les ulcères mêmes éprouvent d'excellents effets. Les lotions avec l'eau magnétisée, les bains locaux avec cette eau froide ou tiède, le traitement ordinaire, font un effet étonnant. Les malades souffrant des douleurs vives dans les parties ulcérées ou blessées les calment subitement en les entourant avec la corde.

321. Par ces petits détails, il est évident que le magnétisme est utile dans les maladies cutanées et internes.

322. Les maux de tête se touchent sur le front, le sommet, les pariétaux, les sinus frontaux et les sourcillés, sur l'estomac et les autres viscères qui peuvent en déceler la cause.

323. Les maux de dents, sur les articulations des mâchoires et les trous mentonniers.

326. La lèpre se traite comme la teigne, en mettant la corde aux endroits affectés.

325. Dans la difficulté de parler, ou la négation totale occasionnée surtout par la paralysie, on magnétise la bouche avec le fer et l'extérieur des moteurs de cet organe par le toucher.

326. On en use de même dans les maux de gorge, principalement dans les lymphatiques ; on magnétise aussi la membrane pituitaire, de même que pour l'enchifrènement et les affections des parties où elle se répand jusqu'à la poitrine.

327. Dans la migraine, on touche l'estomac et le temporal où se fait ressentir la douleur.

328. L'asthme, l'oppression et les autres affections de la poitrine se touchent sur la partie même, en passant lentement une main sur le devant de la poitrine, et l'autre le long de l'épine, les laissant un certain temps sur la partie supérieure, et descendant avec lenteur jusqu'à l'estomac, où il faut insister aussi, surtout dans l'asthme humide.

329. L'incube se traite de même, en recommandant de ne pas se coucher sur le dos jusqu'à la guérison.

330. Les douleurs, les engorgements, les obstructions de l'estomac, du foie, de la rate et des autres viscères se touchent localement et demandent plus ou moins de constance et de temps, à proportion du volume, de l'ancienneté et de la dureté des tumeurs.

331. Dans les coliques, le vomissement, l'éréthisme et les douleurs des intestins et de toutes les parties du bas ventre, on touche le mal avec beaucoup de légèreté, s'il existe inflammation ou disposition inflammatoire, circonstances dans lesquelles il faut éviter les frottements et le toucher en tous sens.

332. Dans les maladies de la matrice, on touche non seulement ce viscère, mais ses dépendances, les ovaires et ligaments larges qui sont situés dans la partie latérale et postérieure, et les ronds dans l'aine. D'après des observations, la paume de la main, appliquée sur la vulve, hâte le flux mensuel et remédie aux pertes ; cela doit être aussi utile dans le relâchement et les chutes de la matrice et du vagin.

---

1. Il est essentiel qu'elle soit calcinée pour en obtenir les effets qu'on désire, attendu que l'air qu'elle contient, lorsqu'on n'a pas eu la précaution de la préparer ainsi, occasionne des gonflements d'estomac qui proviennent de l'air qui s'en dégage, par la combinaison qu'elle subit dans l'estomac avec les liqueurs acides qu'elle y rencontre.

2. Cette substance agit infiniment mieux, ainsi que je m'en suis assuré, quand elle est préparée pour être tenue en dissolution, à la dose d'une once dans quatre onces d'eau. On en fait alors une limonade tartareuse dont le goût est agréable et qui ne répugne pas à avaler comme lorsqu'elle est en poudre et qu'il faut la mâcher, surtout quand on en veut prendre une dose assez forte pour être purgé.

DES CRISES

333. Une maladie ne peut pas être guérie sans crise ; la crise est un effort de la nature contre la maladie tendant, par une augmentation de mouvement, de ton et d'intension d'action du fluide magnétique, à dissiper les obstacles qui se rencontrent dans la circulation, à dissoudre et évacuer les molécules qui les formaient et à rétablir l'harmonie et l'équilibre dans toutes les parties du corps.

334. Les crises sont plus ou moins évidentes, plus ou moins salutaires, naturelles ou occasionnées.

335. Les crises naturelles ne doivent être imputées qu'à la nature, qui agit efficacement sur la cause de la maladie et s'en débarrasse par différentes excrétions, comme dans les fièvres où la nature triomphe seule de ce qui lui nuisait et l'expulse par le vomissement spontané, les sueurs, les urines, le flux hémorroïdal, etc.

336. Les moins évidentes sont celles dans lesquelles la nature agit sourdement, sans violence, en brisant lentement les obstacles qui gênaient la circulation et les chasse par l'insensible transpiration.

337. Quand la nature est insuffisante à l'établissement les crises, on l'aide par le magnétisme, qui, étant mis en action par les moyens indiqués, opère conjointement avec elle la révolution désirée. Elle est salutaire, lorsque après l'avoir éprouvée, le malade ressent un bien et un soulagement

sensibles, et principalement quand elle est suivie d'évacuations avantageuses.

338. Le baquet, le fer, la corde et la chaîne donnent des crises ; si elles sont jugées trop faibles pour agir victorieusement sur la maladie, on les augmente en touchant le siège de la douleur et de la cause. Lorsqu'on la juge parvenue à son état, ce qui s'annonce par le calme, on la laisse se terminer d'elle-même, ou quand on la croit suffisante, on retire le malade de l'état de sommeil et de stupeur dans lequel il est resté.

339. Il est rare qu'une crise naturelle ne soit pas salutaire.

340. Les unes et les autres jettent souvent le malade dans un état de catalepsie qui ne doit pas effrayer et qui se termine avec la crise.

341. Dans un état d'éréthisme, d'irritabilité et de trop grande susceptibilité, il est dangereux de provoquer et de maintenir de trop fortes crises, parce qu'on augmente le trouble que ces dispositions annoncent dans l'économie animale ; on donne de l'intension où il faut apporter de la rémission, on accroît la tendance à l'inflammation, on suspend, on supprime les évacuations qui doivent opérer la curation, et on s'oppose diamétralement aux vues et aux efforts de la nature.

342. Quand on excite des crises violentes dans un sujet qui y est disposé, on entretient dans les organes un état d'élasticité forcée qui diminue dans la fibre la faculté de réagir sur elle-même, sur les humeurs qu'elle contient, d'où s'ensuit une sorte d'inertie qui entretient l'état contre-nature que l'on occasionne ; cet état habituel s'oppose à tous les efforts de la nature contre la cause de la maladie, augmente l'aberration et forme dans les organes le pli, comparé si ingénieusement à celui d'une étoffe, qui s'efface très difficilement.

343. On voit d'un côté l'avantage et la nécessité des crises, et de l'autre l'abus qu'on en peut faire.

344. Un médecin pénétré de la doctrine du magnétisme animal, et fidèle observateur des effets des crises, en tirera tout le bien qu'elle présente et se garantira du mal de leur abus.

MÉMOIRE SUR LA DÉCOUVERTE DU MAGNÉTISME ANIMAL

DE FRÉDÉRIC-ANTOINE MESMER

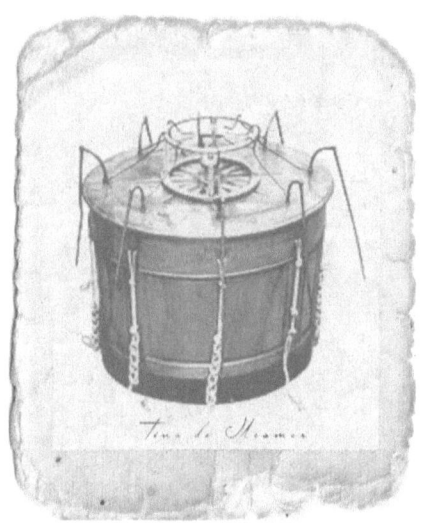

Baquet de Mesmer

AVIS AU PUBLIC

La découverte, si longtemps désirée, d'un principe agissant sur les nerfs, doit intéresser tous les hommes ; elle a le double objet d'ajouter à leurs connaissances et de les rendre plus heureux, en leur offrant un moyen de guérir des maladies qui jusqu'à présent ont été traitées avec peu de succès. L'avantage et la singularité de ce système déterminèrent ; il y a quelques années, l'empressement du Public à saisir avidement les premières espérances que j'en donnais ; c'est en les dénaturant, que l'envie, la présomption et l'incrédulité sont parvenues en peu de temps à les placer au rang des illusions, et à les faire tomber dans l'oubli.

Je me suis vraiment efforcé de les faire revivre par la multiplicité des faits ; les préjugés ont prévalu, et la vérité a été sacrifiée. Mais, dit-on aujourd'hui, *En quoi consiste cette découverte ? — Comment y êtes-vous parvenu ? — Quelles idées peut-on se faire de ses avantages ? — Et pourquoi n'en avez-vous pas enrichi vos concitoyens ?* Telles sont les questions qui m'ont été faites depuis mon séjour à Paris, par les personnes les plus capables d'approfondir une question nouvelle.

C'est pour y répondre d'une manière satisfaisante, donner une idée générale du système que je propose, le dégager des erreurs dont il a été enveloppé, et faire connaître les contrariétés qui se sont opposées à sa publicité, que je publie ce Mémoire : il n'est que l'avant-coureur d'une théorie que je donnerai, dès que les circonstances me permettront d'indiquer les règles pratiques de la méthode que j'annonce. C'est sous ce point de vue que je prie le Lecteur de considérer ce petit Ouvrage. Je ne me dissimule pas qu'il offrira bien des difficultés ; mais il est nécessaire de savoir, qu'elles sont de nature à n'être aplanies par aucun raisonnement, sans le concours de l'expérience : elle seule dissipera les nuages, et placera dans son jour cette importante vérité : que la Nature offre un moyen universel de guérir et de préserver les Hommes.

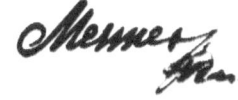

MÉMOIRE SUR LA DÉCOUVERTE DU MAGNÉTISME ANIMAL

L'Homme est naturellement Observateur. Dès sa naissance, sa seule occupation est d'observer, pour apprendre à faire usage de ses organes. L'œil, par exemple, lui serait inutile, si la Nature ne le portait d'abord à faire attention aux moindres variations dont il est susceptible. C'est par les effets alternatifs de la jouissance et de la privation, qu'il apprend à connaître l'existence de la lumière et ses différentes gradations ; mais il resterait dans l'ignorance de la distance, de la grandeur et de la forme des objets, si, en comparant et combinant les impressions des autres organes, il n'apprenait à les rectifier l'un par l'autre. La plupart des sensations sont donc le résultat de ses réflexions sur les impressions réunies dans ses organes.

C'est ainsi que l'homme passe ses premières années à acquérir l'usage prompt et juste de ses sens : son penchant à observer, qu'il tient de la Nature, le met en état de se former lui-même ; et la perfection de ses facultés dépend de son application plus ou moins constante.

Dans le nombre infini d'objets qui s'offrent successivement à lui, son attention se porte essentiellement sur ceux qui l'intéressent par des rapports plus particuliers.

Les observations des effets que la nature opère universellement et constamment sur chaque individu, ne sont pas l'apanage exclusif des Philosophes ; l'intérêt universel fait presque de tous les individus autant d'Observateurs. Ces observations multipliées, de tous les temps et de tous les lieux, ne nous laissent rien à désirer sur leur réalité.

L'activité de l'esprit humain, jointe à l'ambition de savoir qui n'est jamais satisfaite, cherchant à perfectionner des connaissances précédemment acquises, abandonne l'observation, et n'y supplée pas des spéculations vagues et souvent frivoles ; elle forme et accumule des systèmes qui n'ont que le mérite de leur mystérieuse abstraction ; elle s'éloigne insensiblement de la vérité, au point de la faire perdre de vue, et de lui substituer l'ignorance et la superstition.

Les connaissances humaines, ainsi dénaturées, n'offrent plus rien de la réalité qui les caractérisait dans le principe.

La Philosophie a quelquefois fait des efforts pour se dégager des erreurs et des préjugés ; mais, en renversant ces édifices avec trop de chaleur, elle en a recouvert les ruines avec mépris, sans fixer son attention sur ce qu'elles renfermaient de précieux.

Nous voyons, chez les différents peuples, les mêmes opinions conservées sous une forme si peu avantageuse et si peu honorable pour l'esprit humain, qu'il n'est pas vraisemblable qu'elles se soient établies sous cette forme.

L'imposture et l'égarement de la raison, auraient en vain tenté de concilier les nations, pour leur faire généralement adopter des systèmes aussi évidemment absurdes et ridicules que nous les voyons aujourd'hui ; la vérité seule et l'intérêt général, ont pu donner à ces opinions leur universalité.

On pourrait donc avancer, que parmi les opinions vulgaires de tous les temps, qui n'ont pas leurs principes dans le cœur humain, il en est peu qui, quelque ridicules et même extravagantes qu'elles paraissent, ne puissent être considérées comme le reste d'une vérité primitivement reconnue.

Telles sont les réflexions que j'ai faites sur les connaissances en général, et plus particulièrement sur le sort de la doctrine de l'influence des corps célestes sur la planète que nous habitons. Ces réflexions m'ont conduit à rechercher dans les débris de cette science, avilie par l'ignorance, ce qu'elle pouvait avoir d'utile et de vrai.

D'après mes idées sur cette matière, je donnai à Vienne, en 1766, une Dissertation de l'influence des planètes sur le corps humain. J'avançais, d'après les principes connus de l'attraction universelle, constatée par les observations qui nous apprennent que les planètes s'affectent mutuellement dans leurs orbites, et que la Lune et le Soleil causent et dirigent sur notre globe le flux et reflux dans la mer, ainsi que dans l'atmosphère ; j'avançais, dis-je, que ces sphères exercent aussi une action directe sur toutes les parties constitutives des corps animés, particulièrement sur le système nerveux, moyennant un fluide qui pénètre tout : je déterminais cette action par l'Intension et la Rémission des propriétés de la matière et des corps organisés, telles que sont la gravité, la cohésion, l'élasticité, l'irritabilité, l'électricité.

Je soutenais que, de même que les effets alternatifs, à l'égard de la gravité, produisent dans la mer le phénomène sensible que nous appelons flux et reflux, l'Intension et la Rémission desdites propriétés, étant sujettes à l'action du même principe, occasionnent dans les corps animés, des effets alternatifs analogues à ceux qu'éprouve la mer. Par ces considérations, j'établissais que le corps animal, étant soumis à la même action, éprouvait aussi une sorte de flux et reflux. J'appuyais cette théorie de différents exemples de révolutions périodiques. Je nommais la propriété du corps animal, qui le rend susceptible de l'action des corps célestes et de la terre, Magnétisme animal ; j'expliquais par ce magnétisme, les révolutions périodiques que nous remarquons dans le sexe, et généralement celles que les Médecins de tous les temps et de tous les pays ont observé dans les maladies.

Mon objet alors n'était que de fixer l'attention des Médecins ; mais loin d'avoir réussi, je m'aperçus bientôt qu'on me taxait de singularité, qu'on me traitait d'homme à système, et qu'on me faisait un crime de ma propension à quitter la route ordinaire de la Médecine.

Je n'ai jamais dissimulé ma façon de penser à cet égard, ne pouvant en effet me persuader que nous ayons fait dans l'art de guérir les progrès dont nous nous sommes flattés ; j'ai cru au contraire, que, plus nous avancions dans les connaissances du mécanisme et de l'économie du corps animal, plus nous étions forcés de reconnaître notre insuffisance. La connaissance que nous avons acquise aujourd'hui de la nature et de l'action des nerfs, toute imparfaite qu'elle est, ne nous laisse aucun doute à cet égard. Nous savons qu'ils sont les principaux agents des sensations et du mouvement, sans savoir les rétablir dans l'ordre naturel lorsqu'il est altéré ; c'est un reproche que nous avons à nous faire. L'ignorance des siècles précédents sur ce point, en a garanti les Médecins. La confiance superstitieuse qu'ils avaient et qu'ils inspiraient dans leurs spécifiques et leurs formules, les rendait despotes et présomptueux.

Je respecte trop la Nature pour pouvoir me persuader que la conservation individuelle de l'homme ait été réservée au hasard des découvertes, et aux observations vagues qui ont eu lieu dans la succession de plusieurs siècles, pour devenir le domaine de quelques particuliers.

La Nature a parfaitement pourvu à tout pour l'existence de l'individu ; la génération se fait sans système, comme sans artifice. Comment la conservation serait-elle privée du même avantage ? celle des bêtes est une preuve du contraire.

Une aiguille non aimantée, mise en mouvement, ne reprendra que par hasard une direction déterminée ; tandis qu'au contraire, celle qui est aimantée ayant reçu la même impulsion, après différentes oscillations proportionnées à l'impulsion et au magnétisme qu'elle a reçus, retrouvera sa première position et s'y fixera. C'est ainsi que l'harmonie des corps organisés, une fois troublée, doit éprouver les incertitudes de ma première supposition, si elle n'est rappelée et déterminée par l'Agent général dont je reconnais l'exigence : lui seul peut rétablir cette harmonie dans l'état naturel.

Aussi a-t-on vu, de tous les temps, les maladies s'aggraver et se guérir avec et sans le secours de la Médecine, d'après différents systèmes et les méthodes les plus opposées. Ces considérations ne m'ont pas permis de douter qu'il n'existe dans la Nature un principe universellement agissant, et qui, indépendamment de nous, opère ce que nous attribuons vaguement à l'Art et à la Nature.

Ces réflexions m'ont insensiblement écarté du chemin frayé. J'ai soumis mes idées à l'expérience pendant douze ans, que j'ai consacrés aux observations les plus exactes sur tous les genres de maladies ; et j'ai eu la satisfaction de voir les maximes que j'avais pressenties, se vérifier constamment.

Ce fut surtout pendant les années 1773 et 1774, que j'entrepris chez moi le traitement d'une demoiselle, âgée de 29 ans, nommée Œsterline, attaquée depuis plusieurs années d'une maladie convulsive, dont les symptômes les plus fâcheux étaient que le sang se portait avec impétuosité vers la tête, et excitait dans cette partie les plus cruelles douleurs de dents et d'oreilles, lesquelles étaient suivies de délire, fureur, vomissement et syncope. C'était pour moi l'occasion la plus favorable d'observer avec exactitude, ce genre de flux et reflux que le Magnétisme animal fait éprouver au corps humain. La malade avait souvent des crises salutaires, et un soulagement remarquable en était la suite ; mais ce n'était qu'une jouissance momentanée et toujours imparfaite.

Le désir de pénétrer la cause de cette imperfection, et mes observations non interrompues, m'amenèrent successivement au point de reconnaître l'opération de la Nature, et de la pénétrer assez pour prévoir et annoncer, sans incertitude, les différentes révolutions de la maladie. Encouragé par ce premier succès, je ne doutai plus de la possibilité de la porter à sa perfection, si je parvenais à découvrir qu'il existât entre les corps qui composent notre globe, une action également réciproque et semblable à celle des corps célestes, moyennant laquelle je pourrais imiter artificiellement les révolutions périodiques du flux et reflux dont j'ai parlé.

J'avais sur l'aimant les connaissances ordinaires : son action sur le fer, l'aptitude de nos humeurs à recevoir ce minéral, et les différents essais faits tant en France, qu'en Allemagne et en Angleterre, pour les maux d'estomac et douleurs de dents, m'étaient connus. Ces motifs, joints à l'analogie des propriétés de cette matière avec le système général, me la firent considérer comme la plus propre à ce genre d'épreuve. Pour m'assurer du succès de cette expérience, je préparai la malade, dans l'intervalle des accès, par un usage continué des martiaux.

Mes relations de société avec le Père Hell, Jésuite, professeur d'Astronomie à Vienne, me fournirent ensuite l'occasion de le prier de me faire exécuter par son artiste plusieurs pièces aimantées, d'une forme commode à l'application : il voulut bien s'en charger et me les remettre.

La malade ayant éprouvé, le 28 juillet 1774, un renouvellement de ses accès ordinaires, je lui fis l'application sur l'estomac et aux deux jambes, de trois pièces aimantées. Il en résultait, peu de temps après, des sensations extraordinaires ; elle éprouvait intérieurement des courants douloureux d'une matière subtile, qui, après différents efforts pour prendre leur direction, se déterminèrent vers la partie inférieure, et firent cesser pendant six heures tous les symptômes de l'accès. L'état de la malade m'ayant mis le lendemain dans le cas de renouveler la même épreuve, j'en obtins les mêmes succès. Mon observation sur ces effets, combinée avec mes idées sur le système général, m'éclaira d'un nouveau jour : en confirmant mes précédentes idées sur l'influence de l'Agent général, elle m'apprit qu'un autre principe faisait agir l'aimant, incapable par lui-même de cette action sur les nerfs ; et me fit voir que je n'avais que quelques pas à faire pour arriver à la Théorie imitative qui faisait l'objet de mes recherches.

Quelques jours après, ayant rencontré le Père Hell, je lui appris, par forme de conversation, le meilleur état de la malade, les bons effets de mon procédé, et l'espoir que j'avais, d'après cette opération, de rencontrer bientôt le moyen de guérir les maladies de nerfs.

J'appris, peu de temps après, dans le public et par les Journaux, que ce Religieux, abusant de sa célébrité en Astronomie, et voulant s'approprier une découverte dont il ignorait entièrement la nature et les avantages, s'était permis de publier qu'avec des pièces aimantées, auxquelles il supposait une vertu spécifique dépendante de leur forme, il s'était assuré des moyens de guérir les maladies de nerfs les plus graves. Pour accréditer cette opinion, il avait adressé à plusieurs Académies des garnitures composées de pièces aimantées de toutes les formes, en indiquant d'après leur figure, l'analogie qu'elles avaient avec les différentes maladies. Voici comme il s'exprimait : « J'ai découvert, dans ces figures conformes au tourbillon magnétique, une perfection de laquelle dépend la vertu spécifique contre les maladies ; c'est par le défaut de cette perfection, que les épreuves faites en Angleterre et en France, n'ont eu aucun succès. » Et en affectant de confondre la fabrication des figures aimantées avec la découverte dont je l'avais entretenu, il terminait par dire « qu'il avait tout communiqué aux Médecins, et particulièrement à moi, dont il continuerait à se servir pour faire ses épreuves. »

Les écrits réitérés du Père Hell sur cette matière, transmirent au public, toujours avide d'un spécifique contre les maladies nerveuses, l'opinion mal fondée, savoir, que la découverte en question consistait dans le seul emploi de l'aimant. J'écrivis à mon tour pour détruire cette erreur, en publiant l'existence du Magnétisme animal, essentiellement distinct de l'aimant ; mais le public prévenu par un homme en réputation, resta dans son erreur.

Je continuai mes épreuves sur différentes maladies, afin de généraliser mes connaissances et d'en perfectionner l'application.

Je connaissais particulièrement M. le Baron de Stoërck, Président de la Faculté de Médecine à Vienne, et premier Médecin de Sa Majesté. Il était d'ailleurs convenable qu'il fût bien instruit de la nature de ma découverte et de son objet. Je mis en conséquence sous ses yeux, les détails circonstanciés de mes opérations, particulièrement sur la communication et les courants de la matière magnétique animale ; et je l'invitai à s'en assurer par lui-même en lui annonçant que mon intention était de lui rendre compte, par la suite, de tous les progrès que je pourrais faire dans cette nouvelle carrière ; et que pour lui donner la preuve la plus certaine de mon attachement, je lui communiquerais mes moyens sans aucune réserve.

La timidité naturelle de ce Médecin, appuyée sans doute sur des motifs que mon intention n'est pas de pénétrer, le détermina à me répondre qu'il ne voulait rien connaître de ce que je lui annonçais, et qu'il m'invitait à ne pas compromettre la Faculté par la publicité d'une innovation de ce genre.

Les préventions du public et les incertitudes sur la nature de mes moyens, me déterminèrent à publier une Lettre le 5 janvier 1775, à un Médecin étranger, dans laquelle je donnais une idée précise de ma théorie, des succès que j'avais obtenus jusqu'alors et de ceux que j'avais lieu d'espérer. J'annonçais la nature et l'action du Magnétisme animal, et l'analogie de ses propriétés avec celles de l'aimant et de l'électricité. J'ajoutais, « que tous les corps étaient, ainsi que l'aimant, susceptibles de la communication de ce principe magnétique ; que ce fluide pénétrait tout ; qu'il pouvait être accumulé et se concentrer, comme le fluide électrique ; qu'il agissait dans l'éloignement ; que les corps animés étaient divisés en deux classes, dont l'une était susceptible de ce magnétisme, et l'autre d'une vertu opposée qui en supprime l'action. » Enfin, je rendais raison des différentes sensations, et j'appuyais ces assertions des expériences qui m'avaient mis en état de les avancer.

Peu de jours avant la publication de cette Lettre, j'appris que M. Ingenhousze, membre de l'Académie royale de Londres, et Inoculateur à Vienne, qui, en amusant la noblesse et les personnes distinguées, par des expériences d'électricité renforcées, et par l'agrément avec lequel il variait les effets de l'aimant, avait acquis la réputation d'être Physicien ; j'appris, dis-je, que ce particulier entendant parler de mes opérations, les traitait de chimère, et allait jusqu'à dire, « que le génie Anglais était seul capable d'une telle découverte, si elle pouvait avoir lieu. » Il se rendit chez moi, non pour se mieux instruire, mais dans l'intention unique de me persuader que je m'exposais à donner dans l'erreur, et que je devais supprimer toute publicité, pour éviter le ridicule qui en serait la suite.

Je lui répondis qu'il n'avait pas assez de lumières pour me donner ce conseil ; et qu'au surplus, je me ferais un plaisir de le convaincre à la première occasion. Elle se présenta deux jours après. La demoiselle Œsterline éprouva une frayeur et un refroidissement qui lui occasionnèrent une suppression subite ; elle retomba dans ses premières convulsions. J'invitai M. Ingenhousze à se rendre chez moi. Il y vint accompagné d'un jeune Médecin. La malade était alors en syncope avec des convulsions. Je le prévins que c'était l'occasion la plus favorable pour se convaincre par lui-même de l'existence du principe que j'annonçais, et de la propriété qu'il avait de se communiquer. Je le fis approcher de la malade, dont je m'éloignai, en lui disant de la toucher. Elle ne fit aucun mouvement. Je le rappelai près de moi, et lui communiquai le magnétisme animal en le prenant par les mains : je le fis ensuite rapprocher de la malade, me tenant toujours éloigné, et lui dis de la toucher une seconde fois ; il en résulta des mouvements convulsifs. Je lui fis répéter plusieurs fois cet attouchement, qu'il faisait du bout du doigt, dont il variait chaque fois la direction ; et toujours, à son grand étonnement, il opérait un effet convulsif dans la partie qu'il touchait. Cette opération terminée, il me dit qu'il était convaincu. Je lui proposai une seconde épreuve. Nous nous éloignâmes de la malade, de manière à n'en être pas aperçus, quand même elle aurait eu sa connaissance. J'offris à M. Ingenhousze six tasses de porcelaine, et le priai de m'indiquer celle à laquelle il voulait que je communiquasse la vertu magnétique. Je la touchai d'après son choix : je fis ensuite appliquer successivement les six tasses sur la main de la malade ; lorsqu'on parvint à celle que j'avais touchée, la main fit un mouvement et donna des marques de douleurs. M. Ingenhousze ayant fait repasser les six tasses, obtint le même effet.

Je fis alors rapporter ces tasses dans le lieu où elles avaient été prises ; et après un certain intervalle, lui tenant une main, je lui dis de toucher avec l'autre, celle de ces tasses qu'il voudrait, ce qu'il fit : ces tasses rapprochées de la malade, comme précédemment il en résulta le même effet.

La communicabilité du principe étant bien établie aux yeux de M. Ingenhousze, je lui proposai une troisième expérience, pour lui faire connaître son action dans l'éloignement, et sa vertu pénétrante. Je dirigeai mon doigt vers la malade à la distance de 8 pas : un instant après, son corps fut en convulsion au point de la soulever sur son lit avec les apparences de la douleur. Je continuai, dans la même position, à diriger mon doigt vers la malade, en plaçant M. Ingenhousze entre elle et moi ; elle éprouva les mêmes sensations. Ces épreuves répétées au gré de M. Ingenhousze, je lui demandai s'il en était satisfait, et s'il était convaincu des propriétés merveilleuses que je lui avais annoncées ; lui offrant, dans le cas contraire, de répéter nos procédés. Sa réponse fut, qu'il n'avait plus rien à désirer et qu'il était convaincu ; mais qu'il m'invitait, par l'attachement qu'il avait pour moi, à ne rien communiquer au public sur cette matière, afin de ne pas m'exposer à son incrédulité. Nous nous séparâmes. Je me rapprochai de la malade pour continuer mon traitement ; il eut le plus heureux succès. Je parvins le même jour à rétablir le cours ordinaire de la nature, et à faire cesser par là tous les accidents qu'avaient occasionnés la suppression.

Deux jours après, j'appris avec étonnement, que M. Ingenhousze tenait dans le public des propos tout opposés à ceux qu'il avait tenus chez moi, qu'il démentait le succès des différentes expériences dont il avait été témoin ; qu'il affectait de confondre le Magnétisme animal avec l'aimant ; et qu'il cherchait à ternir ma réputation, en répandant, qu'avec le secours de plusieurs pièces aimantées, dont il s'était pourvu, il était parvenu à me démasquer, et à connaître que ce n'était qu'une supercherie ridicule et concertée.

J'avouerai que de tels propos me parurent d'abord incroyables, et qu'il m'en coûta d'être forcé d'en regarder M. Ingenhousze comme l'auteur ; mais son association avec le Jésuite Hell, les écrits inconséquents de ce dernier, pour appuyer d'aussi odieuses imputations, et détruire l'effet de ma Lettre du 5 janvier, ne me permirent plus de douter que M. Ingenhousze ne fût coupable. Je réfutais le père Hell, et me disposais à former une plainte, lorsque la demoiselle Œsterline, instruite des procédés de M. Ingenhousze, fut tellement blessée de se voir ainsi compromise, qu'elle retomba encore dans ses premiers accidents, aggravés d'une fièvre nerveuse. Son état fixa toute mon attention pendant quinze jours. C'est dans cette circonstance, qu'en continuant mes recherches, je fus assez heureux pour surmonter les difficultés qui s'opposaient à ma marche, et pour donner à ma théorie la perfection que je désirais. La guérison de cette demoiselle en fut le premier fruit ; et j'ai eu la satisfaction de la voir, depuis cette époque, jouir d'une bonne santé, se marier, et avoir des enfants.

Ce fut pendant ces quinze jours que, déterminé à justifier ma conduite, et à donner au public une juste idée de mes moyens, en dévoilant la conduite de M. Ingenhousze, j'en instruisis M. de Stoërck, et lui demandai de prendre les ordres de la Cour, pour qu'une Commission de la Faculté fut chargée des faits, de les constater et de les rendre publics. Ma démarche parut être agréable à ce premier Médecin ; il eut l'air de partager ma façon de penser, et il me promit d'agir en conséquence, en m'observant toutefois qu'il ne pouvait pas être de la Commission. Je lui proposai plusieurs fois de venir voir la demoiselle Œsterline, et de s'assurer par lui-même du succès de mon traitement. Ses réponses, sur cet article, furent toujours vagues et incertaines. Je lui exposai combien il serait avantageux à l'humanité d'établir dans la suite ma méthode dans les hôpitaux ; et je lui demandai d'en démontrer dans ce moment l'utilité dans celui des Espagnols : il y acquiesça, et donna l'ordre nécessaire à M. Reinlein, Médecin de cette maison. Ce dernier fut témoin pendant huit jours des effets et de l'utilité de mes visites ; il m'en témoigna plusieurs fois son étonnement, et en rendit compte à M. de Stoërck. Mais je m'aperçus bientôt qu'on avait donné de nouvelles impressions à ce premier Médecin : je le voyais presque tous les jours, pour insister sur la demande d'une Commission, et lui rappeler les choses intéressantes dont je l'avais entretenu ; je ne voyais plus de sa part qu'indifférence, froideur, et éloignement pour tout ce qui avait quelque relation avec cette matière. N'en pouvant rien obtenir, M. Reinlein ayant cessé de me rendre compte, étant d'ailleurs instruit que ce changement de conduite était le fruit des démarches de M. Ingenhousze, je sentis mon insuffisance pour arrêter les progrès de l'intrigue et je me condamnai au silence.

M. Ingenhousze, enhardi par le succès de ses démarches, acquit de nouvelles forces ; il se fit un mérite de son incrédulité, et parvint en peu de temps à faire taxer d'esprit faible quiconque suspendait son jugement, ou n'était pas de son avis. Il est aisé de comprendre qu'il n'en fallait pas davantage pour éloigner la multitude, et me faire regarder au moins comme un visionnaire, d'autant que l'indifférence de la Faculté semblait appuyer cette opinion. Ce qui me parut bien étrange, fut de la voir accueillir, l'année suivante, par M. Klinkofch professeur de Médecine à Prague, qui, sans me connaître et sans avoir aucune idée de l'état de la question, eut la faiblesse, pour ne rien dire de plus, d'appuyer dans des écrits publics[1], le singulier détail des impostures que M. Ingenhousze avait avancées sur mon compte.

Quoi qu'il en fut alors de l'opinion publique, je crus que la vérité ne pouvait être mieux appuyée que par des faits. J'entrepris le traitement de différentes maladies, telles entre autres, qu'une hémiplégie, suite d'une apoplexie ; des suppressions, des vomissements de sang, des coliques fréquentes et un sommeil convulsif dès l'enfance, avec un crachement de sang et ophtalmies habituelles. M. Bauer, professeur de Mathématiques à Vienne, d'un mérite distingué, était attaqué de cette dernière maladie. Mes travaux furent suivis du plus heureux succès ; et M. Bauer eut l'honnêteté de donner lui-même au public une relation détaillée de sa guérison ; mais la prévention avait pris le dessus. J'eus cependant la satisfaction d'être assez bien connu d'un grand Ministre, d'un Conseiller privé et d'un Conseiller aulique, amis de l'humanité, qui avaient souvent reconnu la vérité par eux-mêmes, pour la leur voir soutenir et protéger : ils firent même plusieurs tentatives pour écarter les ténèbres dont on cherchait à l'obscurcir ; mais on les éloigna constamment, en leur opposant que l'avis des Médecins était seul capable de déterminer : leur bonne volonté se réduisit ainsi à m'offrir de donner à mes écrits la publicité qui me serait nécessaire dans les pays étrangers.

Ce fut par cette voie que ma Lettre explicative du 5 janvier 1775, fut communiquée à la plupart des Académies des Sciences, et à quelques Savants. La seule Académie de Berlin, fit le 24 mars de cette année, une réponse écrite, par laquelle, en confondant les propriétés du Magnétisme animal que j'annonçais, avec celles de l'aimant dont je ne parlais que comme conducteur, elle tombait dans différentes erreurs ; et son avis était que j'étais dans l'illusion.

Cette Académie n'a pas seule donné dans l'erreur de confondre le Magnétisme animal avec le minéral, quoique j'aie toujours persisté dans mes écrits à établir que l'usage de l'aimant, quoiqu'utile, était toujours imparfait sans le secours de la théorie du Magnétisme animal. Les Physiciens et

Médecins avec lesquels j'ai été en correspondance ou qui ont cherché à me pénétrer, pour usurper cette découverte, ont prétendu et affecté de répandre, les uns que l'aimant était le seul agent que j'employasse ; les autres, que j'y joignais l'électricité, et cela, parce qu'on savait que j'avais fait usage de ces deux moyens. La plupart d'entre eux ont été détrompés par leur propre expérience ; mais au lieu de reconnaître la vérité que j'annonçais, ils ont conclu, de ce qu'ils n'obtenaient pas de succès par l'usage de ces deux agents, que les guérisons annoncées de ma part étaient supposées, et que ma théorie était illusoire. Le désir d'écarter pour jamais de semblables erreurs, et de mettre la vérité dans son jour, m'a déterminé à ne plus faire aucun usage de l'électricité ni de l'aimant depuis 1776.

Le peu d'accueil fait à ma découverte, et la faible espérance qu'elle m'offrait pour l'avenir, me déterminèrent à ne plus rien entreprendre de public à Vienne, et à faire un voyage en Souabe et en Suisse, pour ajouter à mon expérience, et me mener à la vérité par des faits. J'eus effectivement la satisfaction d'obtenir plusieurs guérisons frappantes en Souabe, et d'opérer dans les hôpitaux, sous les yeux des Médecins de Berne et de Zurich, des effets qui, en ne leur laissant aucun doute sur l'existence du Magnétisme animal, et sur l'utilité de ma théorie, dissipèrent l'erreur dans laquelle mes contradicteurs les avaient déjà jetés.

Ce fut de l'année 1774 à celle de 1775, qu'un ecclésiastique, homme de bonne foi, mais d'un zèle excessif, opéra dans le diocèse de Ratisbonne, sur différents malades du genre nerveux, des effets qui parurent surnaturels, aux yeux des hommes les moins prévenus et les plus éclairés de cette contrée. Sa réputation s'étendit jusqu'à Vienne, où la société était divisée en deux partis ; l'un traitait ces effets d'impostures et de supercherie ; tandis que l'autre les regardait comme des merveilles opérées par la puissance divine. L'un et l'autre cependant étaient dans l'erreur ; et mon expérience m'avait appris dès lors, que cet homme n'était en cela que l'instrument de la Nature. Ce n'était que parce que sa profession, secondée du hasard, déterminait près de lui certaines combinaisons naturelles, qu'il renouvelait les symptômes périodiques des maladies, sans en connaître la cause. La fin de ces paroxysmes était regardée comme des guérisons réelles : le temps seul put désabuser le public.

Me retirant à Vienne, sur la fin de l'année 1775, je passai par Munich, où son Altesse l'Électeur de Bavière, voulut bien me consulter sur cette matière, et me demander si je pouvais lui expliquer ces prétendues merveilles. Je fis sous ses yeux des expériences qui écartèrent les préjugés de sa personne, en ne lui laissant aucun doute sur la vérité que j'annonce.

Ce fut peu de temps après que l'Académie des Sciences de cette capitale me fit l'honneur de m'admettre au rang de ses membres.

Je fis, en l'année 1776, un second voyage en Bavière ; j'y obtins les mêmes succès dans des maladies de différents genres. J'opérai particulièrement la guérison d'une goutte-sereine imparfaite, avec paralysie des membres, dont était attaqué M. d'Osterwald, directeur de l'Académie des Sciences de Munich ; il a eu l'honnêteté d'en rendre compte au public, ainsi que des autres effets dont il avait été témoin[2]. De retour à Vienne, je persistai jusqu'à la fin de la même année, à ne plus rien entreprendre ; et je n'aurais pas changé de résolution, si mes amis ne s'étaient réunis pour la combattre : leurs instances, jointes au désir que j'avais de faire triompher la vérité, me firent concevoir l'espérance d'y parvenir par de nouveaux succès, et surtout par quelque guérison éclatante. J'entrepris dans cette vue, entre autres malades, la demoiselle Paradis, âgée de 18 ans, née de parents connus : particulièrement connue elle-même de Sa Majesté l'Impératrice-Reine, elle recevait de sa bienfaisance une pension dont elle jouissait, comme absolument aveugle, depuis l'âge de 4 ans. C'était une goutte-sereine parfaite, avec des convulsions dans les yeux. Elle était de plus attaquée d'une mélancolie, accompagnée d'obstructions à la rate et au foie, qui la jetaient souvent dans des accès de délire et de fureur, propres à persuader qu'elle était d'une folie consommée.

J'entrepris encore la nommée Zwelferine, âgée de 19 ans, étant aveugle dès l'âge de deux ans d'une goutte sereine, accompagnée d'une raie rideuse et très épaisse, avec atrophie du globe ; elle était de plus attaquée d'un crachement de sang périodique. J'avais pris cette fille dans la maison des Orphelins à Vienne ; son aveuglement était attesté par les Administrateurs.

J'entrepris, dans le même temps, la demoiselle Ossine, âgée de 18 ans, pensionnée de Sa Majesté, comme fille d'un officier de ses armées. Sa maladie consistait dans une phtisie purulente et une mélancolie atrabilaire, accompagnée de convulsions, fureur, vomissements, crachements de sang, et syncopes. Ces trois malades étaient, ainsi que d'autres, logées dans ma maison, pour pouvoir suivre mon traitement sans interruption. J'ai été assez heureux de pouvoir les guérir toutes les trois.

Le père et la mère de la demoiselle Paradis, témoins de sa guérison, et des progrès qu'elle faisait dans l'usage de ses yeux, s'empressèrent de répandre cet événement et leur satisfaction. On accourut en foule chez moi pour s'en assurer ; et chacun, après avoir mis la malade à un genre d'épreuve, se retirait dans l'admiration, en me disant les choses les plus flatteuses.

Les deux Présidents de la Faculté, à la tête d'une députation de leur corps, déterminés par les instances répétées de M. Paradis, se rendirent chez moi ; et après avoir examiné cette demoiselle, ils joignirent hautement leur témoignage à celui du public. M. de Stoërck, l'un de ces Messieurs, qui connaissait particulièrement cette jeune personne, l'ayant traitée pendant dix ans sans aucun succès, m'exprima sa satisfaction d'une cure aussi intéressante, et ses regrets d'avoir autant différé à favoriser, par son aveu, l'importance de cette découverte. Plusieurs Médecins, chacun en particulier, suivirent l'exemple de nos chefs, et rendirent le même hommage à la vérité.

D'après des démarches aussi authentiques, M. Paradis crut devoir exprimer sa reconnaissance en la transmettant, par ses écrits, à toute l'Europe. C'est lui qui, dans le temps, a consacré dans les feuilles publiques, les détails[3] intéressants de la guérison de sa fille.

Du nombre des Médecins qui étaient venus chez moi satisfaire leur curiosité, était M. Barth, professeur d'Anatomie des maladies des yeux, et opérant de la cataracte ; il avait même reconnu deux fois que la demoiselle Paradis jouissait de la faculté de voir. Cet homme emporté par l'envie, osa répandre dans le public que cette demoiselle ne voyait pas, et qu'il s'en était assuré par lui-même ; il appuyait cette assertion, de ce qu'elle ignorait ou confondait le nom des objets qui lui étaient présentés. On lui répondait de toute part, qu'il confondait en cela l'incapacité nécessaire des aveugles de naissance ou du premier âge, avec les connaissances acquises des aveugles opérés de la cataracte. Comment, lui disait-on, un homme de votre profession peut-il produire une erreur aussi grossière ? Mais son impudence répondait à tout par l'affirmative du contraire. Le public avait beau lui répéter que mille témoins déposaient en faveur de la guérison ; lui seul soutenant la négative, s'associait ainsi à M. Ingenhousze, Inoculateur dont j'ai parlé.

Ces deux personnages, traités d'abord comme extravagants par les personnes honnêtes et sensées, parvinrent à former une cabale pour enlever la demoiselle Paradis à mes soins, dans l'état d'imperfection où étaient encore ses yeux, d'empêcher qu'elle fût présentée à Sa Majesté, comme elle devait l'être, et d'accréditer ainsi sans retour l'imposture avancée. On entreprit à cet effet d'échauffer M. Paradis, par la crainte de voir supprimer la pension de sa fille, et plusieurs autres avantages qui lui étaient annoncés. En conséquence, il réclama sa fille. Celle-ci, de concert avec sa mère, lui témoigna sa répugnance, et la crainte que sa guérison ne fût imparfaite. On insista ; et cette contrariété, en renouvelant ses convulsions, lui occasionna une rechute fâcheuse. Elle n'eut cependant point de suite relativement à ses yeux ; elle continua à en perfectionner l'usage. Le père la voyant mieux, et toujours animé par la cabale, renouvela ses démarches ; il redemanda sa fille avec chaleur, et força sa femme à l'exiger. La fille résista, par les mêmes motifs que précédemment. La mère, qui jusqu'alors les avait appuyés, et m'avait prié d'excuser les extravagances de son mari, vint m'annoncer le 29 avril, qu'elle entendait dès l'instant retirer sa fille. Je lui répondis qu'elle en était la maîtresse ; mais que s'il en résultait de nouveaux accidents, elle devait renoncer à mes soins. Ce propos fut entendu de sa fille ; il émut sa sensibilité, et elle retomba dans un état de convulsion. Elle fut secourue par M. le comte de Pellegrini, l'un de mes malades. La mère qui entendit ses cris, me quitta brusquement, arracha sa fille avec fureur des mains de la personne qui la secourait, en disant : Malheureuse, tu es aussi d'intelligence avec les gens de cette maison ! et la jeta avec rage la tête contre la muraille. Tous les accidents de cette infortunée se renouvelèrent. J'accourus vers elle pour la secourir ; la mère toujours en fureur, se jeta sur moi pour m'en empêcher, en m'accablant d'injures. Je l'éloignai par la médiation de quelques personnes de ma famille, et je me rapprochai de sa fille pour lui donner mes soins. Pendant qu'elle m'occupait, j'entendis de nouveaux cris de fureur, et des efforts répétés pour ouvrir et fermer alternativement la porte de la pièce où j'étais. C'était le sieur Paradis, qui, averti par un domestique de sa femme, s'était introduit chez moi l'épée à la main, et voulait entrer dans cet appartement, tandis que mon domestique cherchait à l'éloigner en assurant ma porte. On parvint à désarmer ce furieux, et il sortit de ma maison après avoir vomi mille imprécations contre moi et ma famille. Sa femme, d'un autre côté, était tombée en faiblesse ; je lui fis donner les secours dont elle avait besoin, et elle se retira quelques heures après, mais leur malheureuse fille éprouvait des vomissements, des convulsions et des fureurs, que le moindre bruit, et surtout le son des cloches, renouvelait avec excès. Elle était même retombée dans son premier aveuglement, par la violence du coup que sa mère lui avait occasionné, ce qui me donnait lieu de craindre pour l'état du cerveau.

Tels furent pour elle et pour moi, les funestes effets de cette affligeante scène. Il m'eût été facile d'en faire constater juridiquement les excès, par le témoignage de M. le comte de Pellegrini, et celui de huit personnes qui étaient chez moi, sans parler d'autant de voisins qui étaient en état de déposer la vérité ; mais uniquement occupé de sauver, s'il était possible, la demoiselle Paradis, je négligeais tous les moyens que m'offrait la justice. Mes amis se réunirent en vain pour me faire entrevoir l'ingratitude démontrée de cette famille, et les suites infructueuses de mes travaux ; j'insistais dans ma première résolution, et j'aurais à m'en féliciter, si j'avais pu vaincre, par des bienfaits, les ennemis de la vérité et de mon repos.

J'appris le lendemain que le sieur Paradis, cherchant à couvrir ses excès, répandait dans le public les imputations les plus atroces sur mon compte, et toujours dans la vue de retirer sa fille, et de prouver, par son état, le danger de mes moyens. Je reçus, en effet, par M. Ost, médecin de la Cour, un ordre par écrit de M. de Stoërck, en sa qualité de premier médecin, daté de Schoenbrunn, le 2 mai 1777, qui m'enjoignait de finir cette supercherie (c'était son expression), « et de rendre la demoiselle Paradis à sa famille, si je pensais qu'elle pût l'être sans danger. »

Qui aurait pu croire que M. de Stoërck, qui était bien instruit, par le même médecin, de tout ce qui s'était passé chez moi, et qui, depuis sa première visite, était venu deux fois se convaincre par lui-même des progrès de la malade, et de l'utilité de mes moyens, se fût permis d'employer à mon égard l'expression de l'offense et du mépris ? J'avais lieu de penser au contraire, qu'essentiellement placé pour reconnaître une vérité de ce genre, il en serait le défenseur. J'ose même dire que, comme Président de la Faculté, plus encore, comme dépositaire de la confiance de Sa Majesté, c'était le premier de ses devoirs de protéger, dans cette circonstance, un membre de la Faculté qu'il savait être sans reproche, et qu'il avait cent fois assuré de son attachement et de son estime. Je répondis, au surplus, à cet ordre peu réfléchi, que la malade était hors d'état d'être transportée sans être exposée à périr.

Le danger de la mort auquel était exposée mademoiselle Paradis, en imposa sans doute à son père, et lui fit faire quelques réflexions. Il employa près de moi la médiation de deux personnes recommandables, pour m'engager à donner encore mes soins à sa fille. Je lui fis dire que ce serait à la condition, que ni lui ni sa femme ne paraîtraient plus dans ma maison. Mon traitement, en effet, surpassa mes espérances, et neuf jours suffirent pour calmer entièrement les convulsions et faire cesser les accidents ; mais l'aveuglement était le même.

Quinze jours de traitement le firent cesser, et rétablirent l'organe dans l'état où il était avant l'accident. J'y joignis encore quinze jours d'instruction, pour perfectionner et raffermir sa santé. Le public vint alors s'assurer de son rétablissement, et chacun en particulier me donna, même par écrit, de nouveaux témoignages de sa satisfaction. Le sieur Paradis, assuré du bon état de sa fille par M. Ost, qui, à sa requisition, et de mon consentement, suivait les progrès du traitement, écrivit une lettre à ma femme où il la remerciait de ses soins maternels. Il m'adressa aussi le même remerciement, en me priant d'agréer ses excuses sur le passé, et sa reconnaissance pour l'avenir : il terminait en me priant de lui renvoyer sa fille, pour lui faire respirer l'air de la campagne où il allait se rendre ; que de-là il la renverrait chez moi, toutes les fois que je le jugerais nécessaire pour continuer son instruction, et qu'il espérait que je voudrais bien lui accorder mes soins. Je le crus de bonne foi, et lui renvoyai sa fille le 8 du mois de juin. J'appris dès le lendemain, que sa famille affectait de répandre qu'elle était toujours aveugle et convulsive, et la présentait comme telle, en la forçant d'imiter les convulsions et l'aveuglement. Cette nouvelle éprouva d'abord quelques contradictions de la part des personnes qui s'étaient assurées du contraire ; mais elle fut soutenue et accréditée par la cabale obscure dont le sieur Paradis était l'instrument, sans qu'il me fût possible d'en arrêter les progrès par les témoignages les plus recommandables, tels que ceux de M. de Spielmann, Conseiller aulique de LL. MM. et directeur de la Chancellerie d'État ; de MM. les Conseillers de LL. MM. de Molitor, de Umlauer, médecin de LL. MM. ; de Boulanger, de Heufeld, et de MM. le baron de Colnbach et de Weber, qui, indépendamment de plusieurs autres personnes, ont suivi par eux-mêmes, presque tous les jours, mes procédés et leurs effets. C'est ainsi qu'on est successivement parvenu, malgré ma persévérance et mes travaux, à placer au rang des suppositions, ou tout au moins des choses les plus incertaines, la vérité la plus authentiquement démontrée.

Il est aisé de concevoir combien je devais être affecté de l'acharnement de mes adversaires à me nuire, et de l'ingratitude d'une famille que j'avais comblée de bienfaits. Néanmoins, je continuais pendant les six derniers mois de l'année 1777, à perfectionner la guérison de la demoiselle Ossine et de la nommée Zwelferine, dont on se rappellera qu'à l'égard des yeux, l'état était encore plus grave que celui de la demoiselle Paradis. Je continuai encore avec succès le traitement des malades qui me restaient, particulièrement celui de la demoiselle Wipior, âgée de neuf ans, ayant sur un œil une excroissance de la cornée, connue sous le nom de staphylome ; et cette élévation de nature cartilagineuse, qui était de 3 à 4 lignes, la privait de la faculté de voir de cet œil-là. Je suis heureusement parvenu à résoudre cette excroissance, au point de lui rendre la faculté de lire de côté. Il ne lui restait qu'une raie légère au centre de la cornée, et je ne doute pas que je ne l'eusse fait disparaître entièrement, si les circonstances m'avaient permis de prolonger son traitement ; mais fatigué de mes travaux depuis douze ans consécutifs, plus encore de l'animosité soutenue de mes adversaires, sans avoir recueilli de mes recherches et de mes peines, d'autre satisfaction que celle que l'adversité ne pouvait m'ôter, je crus avoir rempli, jusqu'alors, tout ce que je devais à mes concitoyens ; et persuadé qu'un jour on me rendrait plus de justice, je résolus de voyager, dans l'unique objet de me procurer le délassement dont j'avais besoin. Mais pour aller, autant qu'il était en moi, au-devant du préjugé et des imputations, je disposai les choses de manière à laisser chez moi, pendant mon absence, la demoiselle Ossine et la nommée Zwelferine. J'ai pris depuis la précaution de dire au public le motif de cet arrangement, en lui annonçant que ces personnes étaient dans ma maison, pour que leur état pût être constaté à chaque instant, et servir d'appui à la vérité. Elles y ont resté huit mois depuis mon départ de Vienne, et n'en sont sorties que par ordre supérieur.

Arrivé à Paris[4] au mois de février 1778, je commençais à y jouir des douceurs du repos, et à me livrer entièrement à l'intéressante relation des Savants et des Médecins de cette Capitale, lorsque, pour répondre aux prévenances et aux honnêtetés dont ils me comblaient, je fus porté à satisfaire leur curiosité, en leur parlant de mon système. Surpris de sa nature et de ses effets, ils m'en demandèrent l'explication. Je leur donnai mes Assertions sommaires en dix-neuf articles[5]. Elles leur parurent sans aucune relation avec les connaissances établies. Je sentis, en effet, combien il était difficile de persuader, par le seul raisonnement, l'existence d'un principe dont on n'avait encore aucune idée ; et je me rendis, par cette considération, à la demande qui m'était faite, de démontrer la réalité et l'utilité de ma théorie, par le traitement de quelques maladies graves.

Plusieurs malades m'ont donné leur confiance ; la plupart étaient dans un état si désespéré, qu'il a fallu tout mon désir de leur être utile, pour me déterminer à les entreprendre : cependant j'ai obtenu la guérison d'une mélancolie vaporeuse avec vomissement spasmodique ; de plusieurs obstructions invétérées à la rate, au foie et au mésentère ; d'une goutte-sereine imparfaite, au degré d'empêcher la malade de se conduire seule ; d'une paralysie générale avec tremblement, qui donnait au malade, âgé de 40 ans, toutes les apparences de la vieillesse et de l'ivresse : cette maladie était la suite d'une gelure ; elle avait été aggravée par les effets d'une fièvre putride et maligne, dont ce malade avait été attaqué, il y a six ans, en Amérique. J'ai encore obtenu le même succès sur une paralysie absolue des jambes, avec atrophie ; sur un vomissement habituel, qui réduisait la malade dans l'état de marasme ; sur une cachexie scrofuleuse ; et enfin, sur une dégénération générale des organes de la transpiration.

Ces malades, dont l'état était connu et constaté des Médecins de la Faculté de Paris, ont tous éprouvé des crises et des évacuations sensibles, et analogues à la nature de leurs maladies, sans avoir fait usage d'aucun médicament ; et après avoir terminé leur traitement, ils m'en ont laissé une déclaration détaillée.

En voilà sans doute plus qu'il n'en fallait pour démontrer, sans réplique, les avantages de ma méthode, et j'avais lieu de me flatter que la conviction en serait la suite ; mais les personnes qui m'avaient déterminé à entreprendre ce traitement, ne se sont point mises à portée d'en reconnaître les effets, et cela, par des considérations et des motifs dont le détail serait déplacé dans ce Mémoire. Il est résulté que les cures, n'ayant point été communiquées, contre mon attente, à des Corps dont la seule considération pouvait fixer l'opinion publique, n'ont rempli que très imparfaitement l'objet que je m'étais proposé, et dont on m'avait flatté ; ce qui me porte à faire aujourd'hui un nouvel effort pour le triomphe de la vérité, en donnant plus d'étendue à mes premières Assertions et une publicité qui leur a manqué jusqu'ici.

Propositions.

1°. Il existe une influence mutuelle entre les Corps Célestes, la Terre et les Corps Animés.

2°. Un fluide universellement répandu, et continué de manière à ne souffrir aucun vide, dont la subtilité ne permet aucune comparaison, et qui, de sa nature, est susceptible de recevoir, propager et communiquer toutes les impressions du mouvement, est le moyen de cette influence.

3°. Cette action réciproque est soumise à des lois mécaniques, inconnues jusqu'à présent.

4°. Il résulte de cette action, des effets alternatifs, qui peuvent être considérés comme un Flux et Reflux.

5°. Ce flux et reflux est plus ou moins général, plus ou moins particulier, plus ou moins composé, selon la nature des causes qui le déterminent.

6°. C'est par cette opération (la plus universelle de celles que la Nature nous offre) que les relations d'activité, s'exercent entre les corps célestes, la terre et ses parties constitutives.

7°. Les propriétés de la Matière et du Corps Organisé, dépendent de cette opération.

8°. Le corps animal éprouve les effets alternatifs de cet agent ; et c'est en s'insinuant dans la substance des nerfs, qu'il les affecte immédiatement.

9°. Il se manifeste particulièrement dans le corps humain, des propriétés analogues à celles de l'Aimant ; on y distingue des pôles également divers et opposés, qui peuvent être communiqués, changés, détruits et renforcés ; le phénomène même de l'inclinaison y est observé.

10°. La propriété du corps animal, qui le rend susceptible de l'influence des corps célestes, et de l'action réciproque de ceux qui l'environnent, manifestée par son analogie avec l'Aimant, m'a déterminé à la nommer Magnétisme animal.

11°. L'action et la vertu du Magnétisme animal, ainsi caractérisées, peuvent être communiquées à d'autres corps animés et inanimés. Les uns et les autres en sont cependant plus ou moins susceptibles.

12°. Cette action et cette vertu, peuvent être renforcées et propagées par ces mêmes corps.

13°. On observe à l'expérience l'écoulement d'une matière dont la subtilité pénètre tous les corps, sans perdre notablement de son activité.

14°. Son action a lieu à une distance éloignée, sans le secours d'aucun corps intermédiaire.

15°. Elle est augmentée et réfléchie par les glaces, comme la lumière.

16°. Elle est communiquée, propagée et augmentée par le son.

17°. Cette vertu magnétique peut être accumulée, concentrée et transportée.

18°. J'ai dit que les corps animés n'en étaient pas également susceptibles : il en est même, quoique très rares, qui ont une propriété si opposée, que leur seule présence détruit tous les effets de ce magnétisme dans les autres corps.

19°. Cette vertu opposée pénètre aussi tous les corps ; elle peut être également communiquée, propagée, accumulée, concentrée et transportée, réfléchie par les glaces, et propagée par le son ; ce qui constitue, non seulement une privation, mais une vertu opposée positive.

20°. L'Aimant, soit naturel, soit artificiel, est, ainsi que les autres corps, susceptible du Magnétisme animal, et même de la vertu opposée, sans que, ni dans l'un ni dans l'autre cas, son action sur le fer et l'aiguille souffre aucune altération ; ce qui prouve que le principe du Magnétisme animal diffère essentiellement de celui du minéral.

21°. Ce système fournira de nouveaux éclaircissements sur la nature du Feu et de la Lumière, ainsi que dans la théorie de l'Attraction, du Flux et Reflux, de l'Aimant et de l'Électricité.

22°. Il fera connaître que l'Aimant et l'Électricité artificielle, n'ont à l'égard des maladies, que des propriétés communes avec plusieurs autres agents que la Nature nous offre ; et que s'il est résulté quelques effets utiles de l'administration de ceux-là, ils sont dus au Magnétisme animal.

23°. On reconnaîtra par les faits, d'après les règles pratiques que j'établirai, que ce principe peut guérir immédiatement les maladies des nerfs, et médiatement les autres.

24°. Qu'avec son secours, le Médecin est éclairé sur l'usage des médicaments ; qu'il perfectionne leur action, et qu'il provoque et dirige les crises salutaires, de manière à s'en rendre le maître.

25°. En communiquant ma méthode, je démontrerai par une théorie nouvelle des maladies, l'utilité universelle du principe que je leur oppose.

26°. Avec cette connaissance, le Médecin jugera sûrement l'origine, la nature et les progrès des maladies, même des plus compliquées ; il en empêchera l'accroissement, et parviendra à leur guérison, sans jamais exposer le malade à des effets dangereux ou des suites fâcheuses, quels que soient l'âge, le tempérament et le sexe. Les femmes même dans l'état de grossesse et lors des accouchements, jouiront du même avantage.

27°. Cette doctrine, enfin, mettra le Médecin en état de bien juger du degré de santé de chaque individu, et de le préserver des maladies auxquelles il pourrait être exposé. L'art de guérir, parviendra ainsi à sa dernière perfection.

Quoiqu'il ne sait aucune de ces Assertions, sur laquelle mon observation constante, depuis douze ans, m'ait laissé de l'incertitude, je conçois facilement, d'après les principes reçus et les connaissances établies, que mon système doit paraître, au premier aspect, tenir à l'illusion autant qu'à la vérité. Mais je prie les personnes éclairées d'éloigner les préjugés, et de suspendre au moins leur jugement, jusqu'à ce que les circonstances me permettent de donner à mes principes, l'évidence dont ils sont susceptibles. La considération des hommes qui gémissent dans les souffrances et le malheur, par la seule insuffisance des moyens connus, est bien de nature à inspirer le désir, et même l'espoir d'en reconnaître de plus utiles.

Les Médecins, comme dépositaires de la confiance publique, sur ce qui touche de plus près la conservation et le bonheur des hommes, sont seuls capables, par les connaissances essentielles à leur état, de bien juger de l'importance de la découverte que je viens d'annoncer, et d'en présenter les suites. Eux seuls, en un mot, sont capables de la mettre en pratique.

L'avantage que j'ai de partager la dignité de leur profession, ne me permet pas de douter qu'ils ne s'empressent d'adopter et de répandre des principes qui tendent au plus grand soulagement de l'humanité, dès qu'ils seront fixés par ce Mémoire, qui leur est essentiellement destiné, sur la véritable idée du Magnétisme animal.

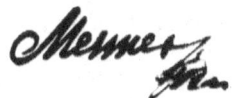

---

1. *Lettre sur le Magnétisme animal et l'Électrophore, adressée à M. le Comte de Kinszky. Elle a été insérée dans les Actes des Savants de Bohême, de l'année 1776, Tome II. Elle fut aussi imprimée séparément, et répandue à Vienne l'année suivante.*
2. *On a publié au commencement de 1778, un Recueil des Cures opérées par le Magnétisme, imprimé à Leipzig. Ce Recueil informe, dont j'ignore l'auteur, n'a que le mérite d'avoir réuni fidèlement, et sans partialité, les Relations et les Écrits pour et contre mon système.*
3. *Voici, pour la satisfaction du lecteur, le Précis historique de cette cure singulière ; il a été fidèlement extrait de la relation écrite en langue allemande, par le Père lui-même.*

    Marie-Thérèse Paradis, fille unique de M. Paradis, Secrétaire de LL.MM.II. et RR. est née à Vienne le 15 mai 1759 : elle avait les yeux bien organisés.

    Le 9 décembre 1762, on s'aperçut à son réveil qu'elle n'y voyait plus ; ses parents furent autant plus surpris et affligés de cet accident subit, que depuis sa naissance, rien n'avait annoncé de l'altération dans cet organe.

    On reconnut que c'était une goutte-sereine parfaite, dont la cause pouvait être une humeur répercutée, ou une frayeur dont cet enfant pouvait avoir été frappé la même nuit, par un bruit qui se fit à la porte de sa chambre.

    Les parents désolés, employèrent d'abord les moyens qui furent jugés les plus propres à remédier à cet accident, tels que les vésicatoires, les sangsues et les cautères.

    Le premier de ces moyens fut même porté fort loin, puisque pendant plus de deux mois sa tête fut couverte d'un emplâtre, qui entretenait une suppuration continuelle. On y joignit pendant plusieurs années les purgatifs et apéritifs, l'usage de la plante pulsatille et de la racine valériane. Ces différents moyens n'eurent aucuns succès ; son état même était aggravé de convulsions dans les yeux et les paupières, qui, en se portant vers le cerveau, donnaient lieu à des transports qui faisaient craindre l'aliénation d'esprit. Ses yeux devinrent saillants, et ils étaient tellement déplacés, qu'on n'apercevait le plus souvent que le blanc ; ce qui, joint à la convulsion, rendait son aspect désagréable et pénible à supporter. On eut recours, l'année dernière, à l'électricité, qui lui a été administrée sur les yeux, par plus de trois mille secousses ; elle en éprouvait jusqu'à cent par séance. Ce dernier moyen lui a été funeste, et il a tellement ajouté à son irritabilité et à ses convulsions, qu'on n'a pu la préserver d'accident que par des saignées réitérées.

M. le Baron de Wenzel, dans son dernier séjour à Vienne, fut chargé de la part de S.M. de l'examiner et de lui donner des secours, s'il était possible ; il dit après cet examen, qu'il la croyait incurable.

Malgré cet état et les douleurs qui l'accompagnaient, ses parents ne négligèrent rien pour son éducation et la distraire de ses souffrances : elle avait fait de grands progrès dans la musique ; et son talent sur l'orgue et le clavecin, lui procura l'heureux avantage d'être connue de l'Impératrice-Reine. Sa Majesté, touché de son malheureux état, a bien voulu lui accorder une pension.

Le docteur Mesmer, Médecin, connu depuis quelques années par la découverte du Magnétisme animal, et qui avait été témoin des premiers traitements qui lui avaient été faits dans son enfance, observait depuis quelque temps cette malade avec une attention particulière, toutes les fois qu'il avait occasion de la rencontrer ; il s'informait des circonstances qui avaient accompagné cette maladie, et des moyens dont on s'était servi pour la traiter jusqu'alors. Ce qu'il jugeait le plus contraire, et qui paraissait l'inquiéter, fut la manière dont on avait fait usage de l'électricité.

Nonobstant le degré où cette maladie était parvenue, il fit espérer à la famille qu'il ferait reprendre aux yeux leur position naturelle, en apaisant les convulsions et calmant les douleurs ; et quoiqu'on ait su par la suite qu'il avait dès lors conçu l'espérance de lui rendre la faculté de voir, il ne la témoigna point aux parents, auxquels une expérience malheureuse et des contrariétés soutenues, avaient fait former la résolution de ne plus faire aucune tentative pour une guérison qu'ils regardaient comme impossible.

M. Mesmer a commencé son traitement le 20 janvier dernier : ses premiers effets ont été de la chaleur et de la rougeur à la tête ; elle avait ensuite du tremblement aux jambes et aux bras ; elle éprouvait à la nuque un léger tiraillement, qui portait sa tête en arrière, et qui, en augmentant successivement, ajoutait à l'ébranlement convulsif des yeux.

Le second jour du traitement, M. Mesmer produisit un effet qui surprit beaucoup les personnes qui en furent témoins : étant assis à côté de la malade, il dirigeait sa canne vers sa figure représentée par une glace, et en même temps qu'il agitait cette canne, la tête de la malade en suivait les mouvements ; cette sensation était si forte, qu'elle annonçait elle-même les différentes variations du mouvement de la canne. On s'aperçut bientôt, que l'agitation des yeux s'augmentait et diminuait alternativement, d'une manière très sensible ; leurs mouvements multipliés en dehors et en dedans, étaient quelquefois suivis d'une entière tranquillité ; elle fut absolue dès le quatrième jour, et les yeux prirent leur situation naturelle : ce qui donna lieu de remarquer que le gauche était plus petit que le droit ; mais en continuant le traitement, ils s'égalisèrent parfaitement.

Le tremblement des membres cessa peu de jours après ; mais elle éprouvait à l'occiput une douleur qui pénétrait la tête, et augmentait en s'insinuant en avant : lorsqu'elle parvint à la partie où s'unissent les nerfs optiques, il lui sembla pendant deux jours que sa tête se divisait en deux parties. Cette douleur suivit les nerfs optiques, en se divisant comme eux ; elle la définissait comme des piqûres de pointes d'aiguilles, qui, en s'avançant successivement vers les globes, parvinrent à les pénétrer et à s'y multiplier en se répandant dans la rétine. Ces sensations étaient souvent accompagnées de secousses.

L'odorat de la malade était altéré depuis plusieurs années, et la sécrétion du mucus ne se faisait pas. Son traitement lui fit éprouver un gonflement intérieur du nez et des parties voisines, qui se détermina dans huit jours, par une évacuation copieuse d'une matière verte et visqueuse ; elle eut en même temps une diarrhée d'une abondance extraordinaire ; les douleurs des yeux s'augmentèrent, et elle se plaignit de vertiges. M. Mesmer jugea qu'ils étaient l'effet des premières impressions de la lumière ; il fit alors demeurer la malade chez lui, afin de s'assurer des précautions nécessaires.

La sensibilité de cet organe devint telle, qu'après avoir couvert ses yeux d'un triple bandeau, il fut encore forcé de la tenir dans une chambre obscure, d'autant que la moindre impression de la lumière, sur toutes les parties du corps indifféremment, l'agitait au point de la faire tomber. La douleur qu'elle éprouvait dans les yeux changea successivement de nature ; elle était d'abord générale et cuisante, ce fut ensuite une vive démangeaison, qui se termina par une sensation semblable à celle que produirait un pinceau légèrement promené sur la rétine.

Ces effets progressifs donnèrent lieu à M. Mesmer de penser que la cure était assez avancée, pour donner à la malade une première idée de la lumière et de ses modifications. Il lui ôta le bandeau, en la laissant dans la chambre obscure, et l'invita à faire attention à ce qu'éprouvaient ses yeux devant lesquels il plaçait alternativement des objets blancs et noirs ; elle expliquait la sensation que lui occasionnaient les premiers, comme si on lui insinuait dans le globe des pointes subtiles, dont l'effet douloureux prenait la direction du cerveau : cette douleur et les différentes sensations qui l'accompagnaient, augmentaient et diminuaient en raison du degré de blancheur des objets qui étaient présentés ; et M. Mesmer les faisait cesser tout à fait, en leur substituant des noirs.

Par ces effets successifs et opposés, il fit connaître à la malade que la cause de ces sensations était externe, et qu'elles différaient en cela de celles qu'elle avait eues jusqu'alors ; il parvint ainsi à lui faire concevoir la différence de la lumière et de sa privation, ainsi que de leur gradation. Pour continuer son instruction, M. Mesmer lui présenta les différentes couleurs ; elle observait alors que la lumière s'insinuait plus doucement, et lui laissait quelque impression : elle les distingua bientôt en les comparant, mais sans pouvoir retenir leurs noms, quoiqu'elle eût une mémoire très heureuse. À l'aspect du noir, elle disait tristement qu'elle ne voyait plus rien, et que cela lui rappelait sa cécité.

Dans les premiers jours, l'impression d'un objet sur la rétine, durait une minute après l'avoir regardé ; en sorte que pour en distinguer un autre, et ne le pas confondre avec le premier, elle était forcée de couvrir ses yeux pendant que durait sa première impression.

Elle distinguait dans une obscurité où les autres personnes voyaient difficilement ; mais elle perdit successivement cette faculté, lorsque ses yeux purent admettre plus de lumière.

Les muscles moteurs de ses yeux ne lui ayant point servi jusque-là, il a fallu lui en apprendre l'usage pour diriger les mouvements de cet organe, chercher les objets, les voir, les fixer directement, et indiquer leur situation. Cette instruction, dont on ne peut rendre les difficultés multipliées, était d'autant plus pénible, qu'elle était souvent interrompue par des accès de mélancolie, qui étaient une suite de sa maladie.

Le 9 février, M. Mesmer essaya, pour la première fois, de lui faire voir des figures et des mouvements ; il se présenta lui-même devant elle dans la chambre obscure. Elle fut effrayée en voyant la figure humaine : le nez lui parut ridicule, et pendant plusieurs jours elle ne pouvait le regarder sans éclater de rire. Elle demanda à voir un chien qu'elle caressait souvent ; l'aspect de cet animal lui parut plus agréable que celui de l'homme. Ne sachant pas le nom des figures, elle en désignait exactement la forme avec le doigt. Un point d'instruction des plus difficiles, a été de lui apprendre à toucher ce qu'elle voyait et à combiner ces deux facultés. N'ayant aucune idée de la distance, tout lui semblait à sa portée, quel qu'en fût l'éloignement, et les objets lui paraissaient s'agrandir à mesure qu'elle s'en approchait.

L'exercice continuel qu'elle était obligée de faire pour combattre sa maladresse, et le grand nombre de choses qu'elle avait à apprendre, la chagrinait quelquefois au point de lui faire regretter son état précédent ; d'autant que, lorsqu'elle était aveugle, on admirait son adresse et son intelligence. Mais sa gaieté naturelle lui faisait prendre le dessus, et les soins continués de M. Mesmer lui faisaient faire de nouveaux progrès. Elle est insensiblement parvenue à soutenir le grand jour, et à distinguer parfaitement les objets à toute distance ; rien ne lui échappait, même dans les figures peintes en miniature, dont elle contrefaisait les traits et l'attitude. Elle avait même le talent singulier de juger, avec une exactitude surprenante, le caractère des personnes qu'elle voyait, par leur physionomie. La première fois qu'elle a vu le ciel étoilé, elle a témoigné de l'étonnement et de l'admiration ; et depuis ce moment, tous les objets qui lui sont présentés, comme beaux et agréables, lui paraissent très inférieurs à l'aspect des étoiles, pour lesquelles elle témoigne une préférence et un empressement décidés.

Le grand nombre de personnes de tous les états, qui venait le voir, a fait craindre à M. Mesmer qu'elle n'en fut excessivement fatiguée, et sa prudence l'a engagé à prendre des précautions à cet égard. Ses contradicteurs s'en sont prévalus, ainsi que de la maladresse et de l'incapacité de la *jeune personne, pour attaquer la réalité de sa guérison ; mais M. Mesmer assure que l'organe est dans sa perfection, et qu'elle en facilitera l'usage en l'exerçant avec application et persévérance.*

4. *Mes adversaires, toujours occupés de me nuire, s'empressèrent de répandre, à mon arrivée en France, des préventions sur mon compte. Ils se sont permis de compromettre la Faculté de Vienne, en faisant insérer une Lettre anonyme dans le Journal Encyclopédique du mois de mars 1778, page 506 ; et M. Hell, Bailli d'Hirsingen et de Lundzer, n'a pas craint de prêter son nom à cet écrit diffamatoire. Je n'en étais cependant pas connu ; et je ne l'ai vu qu'à Paris, depuis cette époque, pour en recevoir des excuses. L'infidélité, les inconséquences et la malignité de cette Lettre, ne méritent au surplus que du mépris ; il suffit de la lire pour s'en convaincre.*

5. *Ces mêmes Assertions ont été transmises en 1776, à la Société royale de Londres, par M. Elliot, Envoyé d'Angleterre à la Diète de Ratisbonne ; je les avais communiquées à ce Ministre, sur sa demande, après avoir fait sous ses yeux des expériences multipliées à Munich et à Ratisbonne.*

Copyright © 2024 by Alicia ÉDITIONS

Credits : www.canva.com ; Alicia Éditions

Aphorismes tirés du livre *Les Merveilles du Magnétisme suivies des aphorismes de Mesmer revus et corrigés par Johannès Trismégiste*, 1857.

Compilé avec *Mémoire sur la découverte du magnétisme animal de Mesmer*, 1779.

https://upload.wikimedia.org/wikipedia/commons/7/7d/Aforismos.png

https://fr.wikipedia.org/wiki/Franz-Anton_Mesmer#/media/Fichier:Baquet_de_Mesmer.jpg

https://commons.wikimedia.org/wiki/File:Assinatura_de_Mesmer.png

Tous droits réservés.

Aucune partie de ce livre ne peut être reproduite sous quelque forme ou par quelque moyen électronique ou mécanique que ce soit, y compris les systèmes de stockage et de récupération de l'information, sans l'autorisation écrite de l'auteur, à l'exception de l'utilisation de brèves citations dans une critique de livre.

www.ingramcontent.com/pod-product-compliance
Lightning Source LLC
LaVergne TN
LVHW032006070526
838202LV00058B/6317